Vorträge

über

Säuglingspflege und Säuglingsernährung.

Vorträge

über

Säuglingspflege und Säuglingsernährung

gehalten in der Ausstellung für Säuglingspflege
in Berlin im März 1906

von

**A. Baginsky, B. Bendix, J. Cassel, L. Langstein,
H. Neumann, B. Salge, P. Selter, F. Siegert, J. Trumpp.**

Herausgegeben von dem

Arbeitsausschuss der Ausstellung.

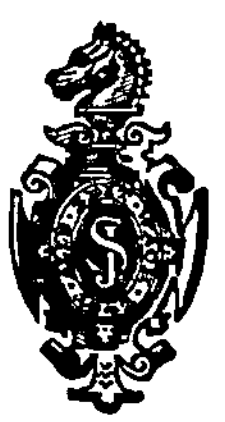

Berlin.
Verlag von Julius Springer.
1907.

ISBN-13: 978-3-642-98869-1   e-ISBN-13: 978-3-642-99684-9
DOI: 10.1007/978-3-642-99684-9

Buchdruckerei E. Buchbinder, Neu-Ruppin.

Vorwort.

Während der im März 1906 in den Gesellschaftsräumen
des Landes-Ausstellungsparks in Berlin, Alt-Moabit 4—10,
veranstalteten Ausstellung für Säuglingspflege hatte der unter-
zeichnete Arbeitsausschuß sich bemüht, den Zweck dieser Veranstaltung, die Aufklärung der breitesten Schichten der Bevölkerung über die wichtigsten Aufgaben der Mütter, neben
der bildlichen Darstellung auch dadurch zu erreichen, daß er
bewährte Kinderärzte aus verschiedenen Teilen Deutschlands
zur Abhaltung populär-wissenschaftlicher Vorträge über die
wichtigsten Kapitel der Säuglingspflege und Säuglingsernährung zu gewinnen suchte. Diese Unterweisungen fanden eine
so begeisterte Aufnahme in allen Schichten der Bevölkerung,
daß nicht selten die beiden verfügbaren, geräumigen Hörsäle
bis auf den letzten Stuhl gefüllt waren, und zahlreichen Be-
sucherinnen wegen Platzmangels kein Zutritt mehr gewährt
werden konnte.

Gewiß haben die Herren Vortragenden in diesem un-
erwartet großen Zuspruch den schönsten Lohn für ihre selbst-
lose Lehrtätigkeit gefunden; gleichwohl möchte der Arbeitsausschuß nicht ermangeln, diesen verdienten, trotz umfangreicher
Berufspflichten stets hilfsbereiten Herren auch an dieser Stelle
die Versicherung seiner wärmsten Erkenntlichkeit für die ihm gewährte opferwillige und tatkräftige Unterstützung auszusprechen.

Von vielen Seiten sind bereits während der Ausstellung,
und noch mehr nach Schluß derselben Fragen und Bitten an
den Arbeitsausschuß gerichtet worden, ob die in jenen inter-
essanten Abendstunden nur einer begrenzten Zahl von Zuhörern

dargebotenen Belehrungen nicht in gedruckter Form allen Beteiligten, insbesondere den Müttern und Pflegerinnen zugänglich gemacht werden könnten. Dem Ansuchen konnte zu unserer Freude dadurch entsprochen werden, daß die Herren Redner bereitwilligst und in uneigennütziger Weise ihr auf reicher Erfahrung begründetes Wissen in den Dienst der Allgemeinheit stellten. Durch dieses dankenswerte Entgegenkommen sind wir heute in die Lage versetzt, das vorliegende Büchlein herauszugeben, welches eine Fülle von wertvollen Lehren und Vorschriften über die Ernährung und Pflege der Kleinsten unter den Kleinen in die Familien tragen und aufklärend und ermahnend wirken soll. Es war nach der Natur des Stoffes und bei der Unabhängigkeit der Vortragenden voneinander nicht zu vermeiden, daß Einzelnes sich in den Reden wiederholte. Desto eindringlicher aber müssen unseres Erachtens Lehrsätze wirken, welche mit allem Nachdruck vertreten werden können, weil sie tausendfach seit Jahren von maßgebenden Fachgelehrten geprüft und als richtig bestätigt worden sind.

Mögen sie den Erfolg haben, daß unsere deutschen Frauen ihnen mehr als bisher Beachtung schenken und so zur Erziehung eines kräftigen und widerstandsfähigen Nachwuchses beitragen.

Der Arbeitsausschuß:

Dr. Dietrich,
Geheimer Obermedizinalrat,
Vortragender Rat im Königlich
Preußischen Ministerium der geistlichen, Unterrichts- und Medizinal-Angelegenheiten.

Dr. Kimmle,
Oberstabsarzt a. D.,
Generalsekretär des Zentral-Komitees der Deutschen Vereine
vom Roten Kreuz.

Dr. A. Kayserling,
Arzt, Generalsekretär des
Zentral-Komitees der Auskunfts-
und Fürsorgestellen für Lungenkranke in Berlin und Vororten.

Dr. Venn,
Arzt, Schriftführer
der ländlichen Kolonie vom Roten
Kreuz, Hohenlychen.

Inhalt.

                                                 Seite

1. Dr. Siegert, ärztlicher Direktor des Kinderhospitals, Professor der Kinderheilkunde und ordentliches Mitglied der Akademie für praktische Medizin in Cöln,

    Die Bekämpfung der Säuglingssterblichkeit mit geringen Mitteln . . . .   1—17

2. Dr. Neumann, Privatdozent für Kinderheilkunde an der Universität Berlin,

    Über den Säuglingsschutz in Berlin . . .   18—26

3. Dr. Baginsky, außerordentlicher Professor, Direktor des Städtischen Kaiser- und Kaiserin Friedrich-Kinderkrankenhauses zu Berlin,

    Wie schützt man den Säugling vor Erkrankung?   27—47

4. Derselbe,

    Mutterpflichten . . . .   48—75

5. Dr. Bendix, Privatdozent für Kinderheilkunde an der Universität Berlin,

    Welche Grundsätze sollen die Mutter bei der Ernährung des Säuglings leiten? . . .   76—87

6. Dr. med. et phil. Langstein, Oberarzt an der Königlichen Universitäts-Kinder-Klinik zu Berlin,

    Die Ernährung des Säuglings an der Brust   88—92

7. Dr. Selter, leitender Arzt des Versorgungshauses für Mütter und Säuglinge in Solingen-Haan,

    Der Wert der natürlichen Ernährung für die Bekämpfung der Säuglingssterblichkeit . .   93—104

8. Derselbe,

    Was kann der Arbeiter zur Bekämpfung der Säuglingssterblichkeit tun? . . . . . .   105—109

Seite

9. Dr. Cassel, Sanitätsrat, leitender Arzt des Kinder=
asyls Berlin=Schöneberg,

    Die Gefahren der künstlichen Ernährung . . 110—122

10. Dr. Trumpp, Privatdozent für Kinderheilkunde an
der Universität in München,

    Hygiene der Kinderstube und des Kinderwagens 123—127

11. Dr. med. et phil. Langstein, Oberarzt an der König=
lichen Universitäts=Kinder=Klinik in Berlin,

    Hygiene des Säuglings in den heißen Tagen 128—132

12. Dr. Salge, Privatdozent für Kinderheilkunde an der
Universität Berlin, dirigierender Arzt des Säuglings=
heims Dresden=A.,

    Über die Entstehung von Darmkrankheiten des
    Säuglings . . . . 133—139

13. Dr. med. et phil. Langstein, Oberarzt an der König=
lichen Universitäts=Kinder=Klinik in Berlin,

    Die Ernährungsstörungen des Säuglings, ihre
    Ursachen, Verhütung und Bekämpfung . . 140—147

14. Dr. Cassel, Sanitätsrat, leitender Arzt des Kinder=
asyls Berlin=Schöneberg,

    Technische Neuerungen aus der Ausstellung für
    Säuglingspflege . . . . 148—162

15. Dr. med. et phil. Langstein, Oberarzt an der König=
lichen Universitäts=Kinder=Klinik in Berlin,

    Was hat uns die Ausstellung für Säuglings=
    pflege gelehrt? . . . . 163—168

Die Bekämpfung der Säuglingssterblichkeit mit geringen Mitteln.

Von
Professor Dr. Siegert.

Der Umstand, daß die ungemein hohe Sterblichkeit der Kinder im ersten Lebensjahr in Deutschland bisher allen Fortschritten auf den Gebieten der sozialen Wohlfahrt, der Volksaufklärung, der Hygiene, des ärztlichen Wissens und Könnens, der Nahrungsmittelindustrie, der Milchtechnik, der Krankenhausbehandlung des Säuglings sich unzugänglich er= wiesen hat, sollte von vornherein „geringe Mittel" als zur Bekämpfung der Säuglingssterblichkeit aussichtslos und des= halb überflüssig erscheinen lassen. Unter „geringen Mitteln" sind für unseren Vortrag Mittel, welche geringe Kosten ver= ursachen, zu verstehen und unter Bekämpfung nur der Kampf, der von der Allgemeinheit in ihren einzelnen Faktoren geführt wird zur Erhaltung des gesunden Kindes, nicht der so häufige Verzweiflungskampf der um das Leben des kranken Säuglings ringenden Mutter.

Kann dieser Kampf überhaupt mit geringen Mitteln geführt werden?

Wenn ich den Feind kenne, kann ich meine Waffen mit Aussicht auf Erfolg erst bestimmen; deshalb betrachten wir zunächst die Gründe für die so erschreckend hohe Säuglings= sterblichkeit. Hier dominiert international und im höchsten Maße die soziale Lage der Eltern. Die der Mutter= brust beraubten Säuglinge der Unbemittelten, besonders die der unverheirateten Mütter füllen die Friedhöfe, nicht die Säuglinge der Wohlhabenden. Die von Entbehrungen, von Krankheit, von sozialem Elend geschwächte Mutter gibt lebensschwachen, kranken Kindern das Leben. Wenn diese der Mutter Brust nicht erhalten können, weil die Mutter pflichtvergessen ist, wegen körperlicher Untauglichkeit derselben, oder infolge materieller Unmöglichkeit, da die Mutter bald nach der Geburt für die Familie, für sich, für das Kind in die Arbeit hinaus muß, so sinken sie bei ungenügender Pflege und den Gefahren der künstlichen Ernährung bald ins Grab, ganz besonders in den heißen Sommermonaten, wo in der glühenden Dachbodenwohnung die Zersetzung der künstlich zubereiteten Nahrung, die Wärmestauung im Körper des Kindes als Folgen des Wohnungselendes, besonders der Großstadt, zusammenwirken. Dazu aber kommt in der Ehe, wie außerhalb derselben, die totale Unkenntnis der meisten Mütter der besitzlosen Klassen — wie der besitzenden — in allem und jedem, war zur Pflege, zur Ernährung des Säuglings zu wissen nötig ist. Schlimmer noch wirkt, auch als Ausdruck sozialer Verhältnisse, das fehlende Interesse am Kindesleben, oder gar das Interesse an seinem Verschwinden. Zu allen diesen Faktoren gesellt sich für die große Zahl der unehelichen Säuglinge die fehlende Heimstätte der Mutter in den letzten Wochen und Monaten der Schwangerschaft, bei und nach der Geburt des Kindes, sodann die bekannten Gefahren des Ziehkinderwesens mit bewußter und unbewußter Engelmacherei, sobald bei zu spät einsetzenden oder fehlenden Alimenten kein genügendes, oder nach Verlassen des Kindes überhaupt kein Kostgeld gezahlt wird. Ungenügende Ziehkinderkontrolle hat hier schwere Folgen.

Ein ebenso bedeutender Faktor der Säuglingssterblichkeit, wie das soziale Elend, für unser Vaterland vielleicht neben der Fabrikarbeit der Mütter ausschlaggebend, ist der Zerfall der Familie. Ist das, wie ich behaupte, zu früh der Schule

entwachſene Mädchen ſofort in die Fabrik, in tägliche Arbeit
außerhalb der Familie eingetreten, ſo fehlt bei ihm, wenn es
ſpäter heiratet, jede Vorbedingung für den Beſtand einer
glücklichen Ehe. Vom Haushalt, von Wäſche und Kleidung,
vom Kochen, von ſparſamem Wirtſchaften verſteht die Unglück=
liche nichts. Damit verfällt der Mann dem Wirtshaus und
die Frau der Verachtung, dem Haß des enttäuſchten Mannes.

Eine weitere Urſache der Säuglingsſterblichkeit iſt die
moraliſche Verkommenheit der Eltern, wie ſie bei dem
die Wohnungsnot begleitenden Bettgänger= und Schlafburſchen=
unweſen, beim Zuſammenhauſen der verſchiedenen Geſchlechter
des verſchiedenſten Alters in einem Raume, beim Beſuch der
Tanzſäle und Kneipen durch Minderjährige ſelbſtverſtändlich
erſcheint. Daß dieſe moraliſche Verkommenheit wiederum
die Zahl der unehelichen Kinder, der ſicherſten Todeskandidaten
unter den Säuglingen, erhöht, wer will es leugnen? Und
auch hier finden wir immer wieder als Grundurſache:
materielles Elend.

Aber unabhängig davon bedingt die hohe Säuglings=
ſterblichkeit eine weitere, in ihrer ganzen Tragweite heute
noch nicht erkannte und berückſichtigte Tatſache: die in jedem
Fall vorhandene Gefahr der künſtlichen Ernährung durch
Zerſetzung und Verſchmutzung der Kuhmilch von der Produktion
bis zum Säuglingsmund. Wo die natürliche Ernährung des
Säuglings an ſeiner Mutter Bruſt noch nicht, wie leider bei
uns in Deutſchland bei Hoch und Niedrig, in großem Maß=
ſtab geſchwunden iſt, da iſt unſere erſchreckend hohe Säuglings=
ſterblichkeit einfach unbekannt.

Als letzte Urſache mag ſchließlich noch genannt werden
das ganz ungenügende Vorhandenſein von Krankenhäuſern,
wo Säuglinge eine ſachgemäße Behandlung unter ſachver=
ſtändiger Leitung finden, mit den dazu unentbehrlichen be=
ſonderen Einrichtungen, wo Ammen und Pflegeperſonal in
großer Zahl bereit ſtehen. Daß dieſe als Heilanſtalten für

die Kranken, als Bildungsstätten für junge Ärzte, als Wärte=
rinnenschulen, Mutterberatungsstätten und Fürsorgestellen für
daheim zu behandelnde Kranke wirksamste Mittel im Kampf
gegen die Säuglingssterblichkeit sein könnten, sei hier als zu
den „großen Mitteln" gehörend, nur kurz angedeutet.

Viel ist schon geschehen, aber unendlich viel mehr muß
noch getan werden zur Bekämpfung der Säuglingssterblich=
keit mit den großen Mitteln. Private, Vereine, Gemeinden
und Staat sind in wachsendem Eifer bestrebt, ihr mit
Beistellung aller verfügbaren Einrichtungen und Geldmittel
entgegenzutreten. Schon sind Wöchnerinnenasyle, Säuglings=
heime, Mutterberatungsstellen, Krippen, Pflegevereine geschaffen,
schon hat die Wissenschaft in der Krankenhausbehandlung des
Säuglings ungeahnte Erfolge in kürzester Frist erreicht, schon
ist das uneheliche Kind überwacht und geschützt von den
Organen der Gemeinde=Waisenpflege, schon sorgen Städte
von weitgehendem Pflichtgefühl für einwandfreie künstliche
Nahrung, wo die natürliche fehlt. Die Anfänge zum Kampf
mit den großen Mitteln sind gemacht, bald wird er ein all=
gemeiner werden. Aber zum Siege führt er niemals ohne
die unentbehrlichen geringen Mittel, die wir nun erwägen
wollen.

Wie bekämpfen wir mit ihnen die Verelendung des
Säuglings, noch ehe er geboren?

Hier bedarf es einer Vorsorge für die unbemittelten
Mütter, ähnlich der Krankenversicherung, aber auf Erreich=
bares hinzielend mit erreichbaren Mitteln. Ob verheiratet
oder unverheiratet, sollte die zukünftige Mutter so früh als
möglich allwöchentlich einen Beitrag zahlen gleich dem Kranken=
geld, allein oder mit dem Manne vereint, und der Arbeit=
geber den entsprechenden Beitrag, damit die Mutter in der
gesetzlichen Frist von 14 Tagen vor bis 6 Wochen nach der
Geburt ohne Arbeit den vollen Lohn bereit findet. Die
Differenz für 8 Wochen auf 6 bis 8 Monate verteilt wäre

ein gewiß sehr geringes Mittel von höchster Wirksamkeit, es würde auch der unverheirateten Mutter für Unterkunft sorgen im „Mutterhaus", welches in den gesetzlich arbeitsfreien 8 Wochen und länger ihr ein Heim sein würde. Ein städtisches Asyl für Schwangere und Wöchnerinnen mit ihrem Kinde, welches auf solche Weise beträchtliche Einnahmen erhält, kann sich durch Übernahme der Wäsche der städtischen Krankenanstalten, Waisenhäuser, Schulen usw. entweder allein ohne Zuschuß oder mit geringen Mitteln erhalten. Wieviel Kinderleben aber würden hier durch die natürliche Ernährung allein gerettet, wieviel Mütter wieder aufgerichtet!

Mit noch geringeren Mitteln können wir und müssen wir kämpfen für die Rückkehr zum Stillen: Frauen, Ärzte, Gemeinden, Staat und die allmächtige Presse. Wenn erst wieder jede wohlhabende deutsche junge Mutter und sei es die Fürstin der Geburt, des Standes oder Vermögens dem eigenen Kinde die eigene Brust reicht in reinster, keuschester Mutterliebe, wenn es wieder ein unveräußerliches Menschenrecht gibt des Säuglings auf seiner Mutter Brust, eine heilige Pflicht jeder deutschen Frau, dem Kinde die Nahrung zu bereiten aus dem eigenen Blut; wenn von diesem Recht und dieser Pflicht die wohlhabende Mutter nichts mehr entbindet als körperliche Untauglichkeit und Unvollkommenheit, über die allein der Arzt entscheidet, dann wird dies Beispiel mächtig wirken nach allen Seiten. Dann werden Nachahmung, Eitelkeit, Mode einmal zusammen wirken zur Rettung zahlloser Menschenleben.

Die deutsche Fürstin, welche es als ihr göttliches und menschliches Recht beansprucht, dem Erben selbst ganz Mutter zu sein, welche ihn der fremden Amme, die ihr eigenes Kind verlassen muß, vorenthält, wird durch ihr Beispiel tausenden von Säuglingen blühendes Gedeihen sichern und dem Vaterland die Tausende erhalten, die jetzt geboren werden, um im ersten Jahr wieder zu verschwinden.

Helfen muß hier auch der deutsche Arzt! Wenn wir
Ärzte erst wieder alle, bis zum letzten Mann, uns frei ge=
macht haben von der absolut unhaltbaren Anschauung, daß
auch nur in einem einzigen Falle die künstliche, unnatürliche
Ernährung mit Kuhmilch die natürliche in jeder Beziehung
vollkommen ersetzen könne, wenn wir bis zum letzten Mann
fest entschlossen sind, beim Bekennen dieser Wahrheit selbst
Unangenehmes zu ertragen — sei es bei der eigenen Frau,
sei es bei den von uns beratenen Müttern — indem wir
unerbittlich von der Mutter das Stillen fordern im Namen
ihres Kindes, wenn wir als berufene Berater überall betonen,
daß nichts die Mutterbrust auch nur annähernd dem Säug=
linge ersetzen kann, dann wird mit einem Schlage die Säug=
lingssterblichkeit sinken auf einen Punkt, der uns heute noch
unerreichbar scheint. Dann wird wieder die ungebildete Frau
ihre Pflicht erfüllen wollen, wie die gebildete, die unbemittelte
wie die wohlhabende; und Sache der Gemeinden, des
Staates wird es sein, zu sorgen, daß Mittellosigkeit, Armut
kein Grund mehr wird zur künstlichen Ernährung. Aber dazu
gehören große, sehr große Mittel, dazu die auf klare erreich=
bare Ziele weitschauend gerichtete, innerhalb des Erreichbaren
tätige Arbeit zur Hebung der materiell Schwachen. Vorher
aber muß ein „geringes Mittel" helfen bei der Aufklärung,
das Merkblatt über die Pflege und Ernährung des
Säuglings, vorher ein ganz geringes, d. h. kostenloses, und
doch so großes und mächtiges, die Presse. Immer wieder
bedarf ihrer der Arzt, wie die deutsche Frau, der Staat wie
der einzelne im Kampf für die gute Sache.

Ermöglichen erst die durch die Wochenbettversicherung
selbst geschaffenen Mittel, die soziale Krankengesetzgebung,
bzw. das „Mutterhaus", wie wir es kennen lernen werden,
der Mutter, wenigstens 6 Wochen ihrem Kinde ganz Mutter
zu sein, so ist ein guter Teil der Schlacht gewonnen. Aber das
Stillen muß der Mutter erst wieder erträglich gemacht werden!

Unzutreffende Anschauungen haben überall lange Jahre sich eingewurzelt über die Art des Stillens, über die Nahrung der Stillenden, und zwar im Namen der Wissenschaft. Auch sie kann irren, wie wir das in der ganzen Volksernährung und der so sehr übertriebenen Bewertung des Eiweißes des Fleisches, der Eier und der Milch heute besonders drastisch vor Augen haben.

Wegen der Kleinheit des Säuglingsmagens entstand die Anschauung, der Säugling müßte sehr zahlreiche, kleine Mahlzeiten erhalten, alle 2 bis 2½ Stunden gestillt werden. Aus heute gar nicht mehr nachweisbaren Gründen bildete sich die Ansicht, eine gesunde Mutter, die längst das Wochenbett verlassen hat, dürfe nur sog. reizlose Kost, vor allem kein rohes Obst, keine schwere oder gar rohe Pflanzenkost genießen. Dagegen soll sie möglichst viel Milch, Brei und Mehlspeisen essen, reichlich Bier trinken.

Wenn 2=, selbst 3=stündlich der Säugling gestillt werden müßte, wäre die Hälfte aller Säuglinge zur unnatürlichen künstlichen Ernährung, ein großer Teil damit zum Tode an Verdauungsstörungen verurteilt. In Wirklichkeit aber genügen dem gesunden Säugling schon in der 3. Woche fünf, von der 6. Woche an oft nur vier Mahlzeiten mit 4—6stünd. Pausen. Gerade eben bin ich mit entsprechenden Untersuchungen auch an schwächlichen Säuglingen beschäftigt und kann jetzt schon sagen, daß bei nur vier Mahlzeiten von der 6., ja 4. Woche an das Brustkind eine ideale Entwicklung zeigen kann als ein fröhlicher, ruhiger, zufriedener Erdenbürger. Vorausgesetzt, daß seine Mutter guten Appetit hat bei der gleichen Kost, die zu essen und zu verdauen sie gewohnt war, und einem Liter Milch obendrein. Läßt sich also, und dazu gehören nur geringe Mittel, ein einfaches Gesetz erreichen, daß stillende Mütter nur 8 bis 9 Stunden arbeiten dürfen, mit 1stündiger Pause, so kann wieder jede arbeitende Frau ihr Kind stillen. Und wo falsches Vorurteil oder hartnäckige

Gewohnheit an 6, selbst 8—10 Mahlzeiten festhalten, genügt eine Fabrikkrippe, ein luftiger Raum, wo der Säugling der wenigen stillenden Arbeiterinnen während ihrer Arbeit ruht, um ihnen in den gesetzlichen Pausen das Stillen zu ermöglichen. Sollte, was in Portugal, in Italien bereits Gesetz ist, bei uns unmöglich sein?

Wie viel Bitterkeit verlieren Armut und Arbeit, wenn sie nicht mehr belastet werden mit des Kindes frühem Tode! Das aber wäre zu erkämpfen mit geringen Mitteln.

Leider versagen die geringen Mittel ganz bei der die Sommersterblichkeit beherrschenden Frage der Wohnungsnot! Die Sterblichkeit in den heißen Monaten trifft nicht das Kind an der Mutterbrust, sie trifft den zu künstlicher, unzweckmäßiger und im Sommer so rasch lebensgefährlich werdender Nahrung verurteilten Säugling, der in der heißen Dachwohnung den Folgen der Wärmestauung und des Brechdurchfalles derart zum Opfer fällt, daß oft genug auf 100 in einer heißesten Woche Geborene 60, 80 und mehr wieder verschwinden.

Aber ein schlimmerer Feind als die Sonnenhitze ist für den Säugling der Mutter Unkenntnis in allem und jedem, was sie zu seiner Ernährung und Pflege wissen müßte. Wo auch sollte die große Mehrzahl der deutschen Frauen etwas als Mädchen gehört haben, über das, was ihr Kind einst braucht. Das schickt sich ja für viele „Gebildete" gar nicht! Aber daß der Säugling stirbt an der Unkenntnis der Mutter, schickt sich das? Hier muß eine weitgehende Änderung eintreten in der Fortbildung der der Schule entwachsenen Mädchen, auf die wir zurückkommen werden, und hier helfen gerade die geringen Mittel. Vor allem der bessere Unterricht in der Säuglingsernährung und =pflege für die Hebammen von sachverständiger Seite, der recht ernst zu nehmen ist; hier hilft das Merkblatt in der Hand der Hebamme, der Waisenpflegerin, vor allem aber in der des Arztes. Mit geringen

Mitteln muß hier den Geringen geholfen werden und zwar unentgeltlich in der Mutterberatungsstelle. Hier hört die werdende Mutter, wie die gewordene, was ihr Kind braucht, vor allem der Mutter Brust; hier hört sie, wenn diese leider versagt, wie es künstlich zu nähren, wie es zu pflegen ist. Hier wird der tote Buchstabe, das tote Wort des Merkblattes lebendig, und mit geringen Mitteln wird das Größte geleistet. Soziales Elend aber kann zu Schlimmerem führen, als zur Unkenntnis der Mutter: zum Schwinden des Interesses am eigenen Kinde, zum Interesse gar an seinem Verschwinden. Und wer von Ihnen will es wagen, einen Stein zu werfen auf die bedauernswerten Eltern, deren Lebensbedingungen so unglückselige geworden sind, daß der neue Familien=zuwachs nur erhalten werden kann, indem alle leiden am Mangel an Nahrung und vor allem an Raum in der vorher bereits längst ungenügenden Wohnung, wenn die Behausung noch ·diesen Namen beanspruchen kann? Wehe dem gewiß unschuldigen Säugling, wenn er die Schuld wird, daß die Mutter seiner zahlreichen Geschwister nicht arbeiten kann, weil er erkrankt, hartnäckig erkrankt ist; dann wird gar bald aus schwindendem Interesse ein leider nicht unbegreifliches Interesse am Verschwinden dessen, unter dem alle schwer leiden! Hier helfen nur große Mittel, die ich hier leider nicht berühren darf!

Zu allen diesen Faktoren gesellt sich beim unehelichen Kind das fehlende Heim der Mütter, die in so großer Zahl heute gesegnete Umstände in unglückselige verkehrt sehen! Und auch hier bedarf es noch sehr der geringen Mittel zum Kampf gegen die Kindersterblichkeit.

Dazu gehört es, daß alle die Pharisäer männlichen und weiblichen Geschlechtes, deren wohlbehütete und wohlgesättigte Tugend nie in Gefahr war, so tief zu fallen, einmal nach=denken, was aus ihnen geworden wäre, wenn sie auf=gewachsen wären in den sozialen Verhältnissen dieser Un=

glücklichen, gewiß oft genug auch Schuldigen! Wenn erst unter besseren Verhältnissen Familie und Schule, Kirche und Fortbildungsschule es wieder dahin gebracht haben, daß die Ehe als heilig gilt, wie bei unseren Vorfahren, daß der Verführer für verächtlicher, gemeiner gilt als sein Opfer, wenn bei den Gebildeten und Starken unseres Vaterlandes in dieser Hinsicht wieder normale Ehrbegriffe eintreten, dann wird das für die Ungebildeten und Schwachen ein Beispiel sein, welches Nachahmung findet. Für uns Männer gibt es hier eine Ehre, so verletzlich und empfindlich, wie jede andere Ehre oder sogenannte Ehre! Trotz aller modernen Vor= kämpfer und Vorkämpferinnen für die vaterlose Mutterschaft, dieser Theoretiker ohne Kenntnis und Verständnis der realen Lebensbedingungen, muß unsere Gesellschaft es immer wieder betonen, daß sich allein in der glücklichen Ehe wahre Mutter= schaft ganz betätigen und das Säuglingsleben am sichersten entwickeln kann. Das ist mit geringen Mitteln möglich, und mit geringen Mitteln finden unsere modernen Zukunfts= Übermütter ein dankbareres, bringenderes Arbeitsfeld bei ihrer guten Absicht zu helfen, wenn sie mitarbeiten an der materiellen und geistigen Hebung ihrer Brüder und Schwestern, an den Werken zum Schutz der Mutter und des Kindes in Mutterberatungsstelle, Säuglingsfürsorge, Vormundschaft und Gemeindewaisenpflege. Denn die Gefahren des Ziehkinder= wesens bezimieren die unehelichen Kinder. Wie schwer wird es der unverheirateten, unbemittelten Mutter, für ihr Kind eine einigermaßen brauchbare Unterkunft zu finden! Ihr letztes Geld ist gewöhnlich verbraucht, wenn sie das Wochenbett verläßt, oft genug schon früher! Der gesetzmäßige Beitrag für Geburt und Wochenbett fehlt ihr noch, wie die Alimente seitens des Kindesvaters, der im gerichtlichen Verfahren erst zur Pflichterfüllung gezwungen werden muß. Und wenn sie nun, wieder in Arbeit gegangen, zu wenig verdient, um sich und das Kind erhalten zu können, wenn das Kostgeld zunächst unregelmäßig, dann gar nicht bezahlt wird, so tritt rasch unbewußte, schließlich bewußte Vernachläffigung des Zieh= kindes ein, und ein kleiner Engel mehr hat ja nichts zu sagen! Hier kann die deutsche Frau mit kleinen, geringen Mitteln kämpfen! Sie braucht nur ein Recht geltend zu machen, das Recht, Vormund zu werden, dies neue fundamentale Frauenrecht, welches sie vollkommen dem Manne in einer der wichtigsten Fragen gleichstellt. Welche Hilfe wäre sie hier dem Verlassensten unter den Verlassenen, wer könnte wohl auch nur annähernd so des Kindes Leben und seine Ziehmutter überwachen, der Mutter beistehen mit Rat und Tat, als die hilfsbereite, edle Frau, die selbst Mutter war? Welche Hilfe fände hier die Gemeinde=Waisen= pflege, die bereits heute im Kampf mit geringen Mitteln gegen die Säuglingssterblichkeit so vieles leistet! Die Frau als Vormund wird darüber wachen, daß ihr Mündel so lange als irgend möglich der Mutter Brust erhält, daß es regelmäßig der Ziehkinderkontrolle, der Säuglingsfürsorge und falls es erkrankt, dem Arzt zugeführt wird, daß alle Anordnungen auch ausgeführt werden. Dann wäre es vorbei mit unbewußter, wie bewußter Engelmacherei! Möchten doch Tausende und aber Tausende deutscher Frauen sich melden zur Ausübung eines Rechtes, das man der unverheirateten Mutter leider nur ganz ausnahmsweise übertragen darf.

Die Frage nach der Ursache der Häufigkeit unehelicher Kinder zeigt uns den Zerfall der Familie, diesen gewaltigen Faktor auch betreffs der Säuglingssterblichkeit. Was aber zerstört die Familie und wie läßt sich dagegen ankämpfen mit geringen Mitteln?

Wenn in den unbemittelten Klassen das Mädchen, der Schule entwachsen, sofort in die Fabrik geht, weiß es, nachher verheiratet, nichts von allem dem, was die Frau, die Mutter wissen muß. Findet der von des Tages Arbeit müde und hungrig heimkehrende Mann sein ärmliches Heim, ohne Reinlichkeit, ohne Ordnung, ein ungenießbares Essen, Kleider und Wäsche im Zerfall, dann verfällt er dem Wirts=haus, dem Haß auf sein Weib, auf die eheliche Fessel! Sieht er dann noch an der Unkenntnis der Mutter sein Kind zu=grunde gehen, dann ist das letzte Band zerrissen und die Familie, wenn sie auch gesetzlich noch besteht, für immer zerstört. Wehe dem Kinde, daß in einer solchen Ehe geboren wird, es verschwindet wieder, aber erst nach Wochen, Monaten des Hungers, der Krankheit, der Schmerzen, wenn nicht gar der Mißhandlung. Und wie geringe Mittel können hier den Kampf zum Sieg führen! Es genügt, die gesetzliche Fort=bildungsschule einzuführen auch für das weibliche Ge=schlecht, die der Schule entlassenen Mädchen. Nicht aber die Hebung der ethischen Entwicklung genügt hier, sondern neben und vor ihr gilt es, die zukünftige Frau zu unterrichten im Kochen und Waschen, im Nähen und Flicken, im Haushalten und vor allem in dem, was die zukünftige Mutter wissen muß von der Ernährung und Pflege des Kindes. Welches Feld für Betätigung weiblicher Arbeitskraft und Nächstenliebe er=möglicht hier den Kampf gegen die Säuglingssterblichkeit mit geringen Mitteln!

Geringe Mittel genügen auch, den pflichtvergessenen Vater, den verheirateten wie den unverheirateten, in viel energischerer Weise gesetzlich heranzuziehen, wo er seine Vater=pflichten vernachlässigt aus moralischer Verkommenheit. Denn diese ist es, die in erster Linie die große Zahl der unehelichen Kinder verschuldet, ihr muß der Kampf gelten mit großen und geringen Mitteln. Es handelt sich hier wieder um ein Stück sozialer Frage, und vor allem gilt es, die Wohnungs=not zu beseitigen. Aber auch kleine Mittel können und müssen in Anwendung kommen, je eher je besser!

Ein einfaches Gesetz, welches nur beantragt zu werden braucht, um durchzugehen, verbiete einmal das Schlafburschen= oder Bettgängerwesen in allen Räumen, in denen Minderer=

jährige über 10, höchstens 12 Jahren schlafen. Hier liegt vielleicht der häufigste Grund moralischer Verkommenheit. Was soll aus Kindern werden, die im gefährlichen Alter der geschlechtlichen Entwicklung mit Erwachsenen verschiedenen Geschlechtes den gleichen Schlafraum, wenn nicht das gleiche Lager teilen? Und wenn mein geringes Mittel, ein einfaches, aber unerbittliches Gesetz allein nicht genügt, nun gut, dann muß eben ein Stück Wohnungselend mit großen Mitteln beseitigt werden. Noch ein weiteres Verbot fehlt hier als geringes Mittel: Das absolute Verbot des Besuches von Tanzlokalen und Kneipen für Minderjährige unter 18 Jahren. Mit diesen beiden Verboten wäre die Hauptquelle des moralischen Verfalles verstopft, der wie wenige eine Hauptursache der großen Zahl unehelicher Todeskandidaten ist.

Solange aber deren Zahl noch so groß ist, besonders in den Industriezentren, solange ihr Tod die ganze Säuglingssterblichkeitszahl beherrscht, muß gerade hier der Kampf mit großen und geringen Mitteln besonders nachdrücklich geführt werden. Sahen wir die materielle Lage der Eltern in allen diesen Ursachen der Säuglingssterblichkeit bald eine ausschlaggebende Rolle spielen, bald mehr in den Hintergrund treten, so bleibt sie ohne Einfluß für eine weitere, in ihrer Naturnotwendigkeit heute eher überschätzte, in ihrer ganzen Tragweite aber noch nicht genügend berücksichtigte Ursache: die stets vorhandene Gefahr für den künstlich, d. h. unnatürlich, mit Kuhmilch genährten Säugling. Die Kuhmilch paßt für das Kalb, nicht für den neugeborenen Menschen, und doch bildet sie den einzigen Ersatz für die natürliche Ernährung, wo diese an körperlicher Untauglichkeit, an materieller Unfähigkeit der Mutter scheitert.

Die einzige künstliche Nahrung aber, die er dann erhält, unterliegt von der Gewinnung bis zum Säuglingsmund Veränderungen und Zersetzungen, über die sie von anderer Seite an dieser Stelle noch hören werden. In keinem Falle geht es an, daß die einzige Nahrung, auf die der Säugling unter Umständen angewiesen ist, ihm nur in lebensgefährdender Beschaffenheit zugänglich ist.

Hier fragt es sich: wenn der Erwachsene Anspruch hat auf Wasserleitung und Kanalisation, auf Fleischbeschau und Nahrungsmittelkontrolle, auf geistige Nahrung für sich und sein Kind, wenn Volksbäder, Konzertsäle und Theater für ihn von den Städten bereit gestellt werden, wenn Feste gefeiert werden, die große Summen verschlingen in jährlicher Wiederkehr, wenn alles dies und mehr heute zu den berechtigten Bedürfnissen des Kulturmenschen gezählt wird, hat dann der mittellose Säugling, wenn anders man ihm ein Recht aufs Leben zusteht, kein Recht auf eine Säuglingsmilch, die sein Leben zum wenigsten nicht gefährdet?

Daß die Städte mit durchaus geringen Mitteln die Pflicht, für eine einwandfreie Säuglingsmilch zu sorgen, erfüllen können, lehrt bereits heute die Erfahrung einer ganzen Anzahl von Städten, besonders die größte, vollendetste Milchküche unserer Stadt Köln, deren Einrichtungen Sie hier ausgestellt sehen, welche in ungeahnt rascher Entwicklung begriffen ist.

Aber auch in dem kleinsten Dorf kann eine einwandfreie Säuglingsmilch mit geringen Mitteln beschafft werden, da guter Wille und verständnisvolles Zusammenarbeiten eines Arztes mit einer hilfsbereiten Frau genügen, um mit einem improvisierten, vergrößerten Soxhletapparat den wenigen Säuglingen zu mäßigstem Preis die einwandfreie künstliche Nahrung zu verschaffen, wenn wegen körperlicher Untauglichkeit die Mutter nicht stillen kann, was kaum vorkommt. In der kleinen Stadt können Vereine oder Private mit geringen Mitteln das gleiche leisten. Gefordert werden kann und muß allerdings hier wie in der Großstadt der Erlaß eines brauchbaren, verständigen Regulativs für Milch, ganz beson-ders für Säuglingsmilch — Kur-, Vorzugs-, Kinder-, Sanitäts-Milch usw. Sie werden sich mit Recht wundern, daß es heute Großstädte gibt, sogar recht aufgeklärte, mit 400000 Einwohnern, wo jedes Regulativ dieser Art fehlt. Und doch handelt es sich hier um eines der durchgreifendsten, geringsten Mittel im Kampf gegen die Säuglingssterblichkeit! Es ist selbstverständlicher, nötiger, unerläßlicher als die amtliche Fleischbeschau, denn zahllose Menschenleben hängen davon ab.

Wer aber soll am besten alle Mittel ausfindig machen zu unserm Kampf, wer die Ursachen der Säuglingssterblichkeit feststellen, die wir bekämpfen, wer all diese geringen Mittel empfehlen, ihre Anwendung lehren und überwachen? Die Mutterberatungsstelle in erster Linie, die geleitet wird von Ärzten mit warmem Herzen für das Kind des Mittellosen und mit gründlicher Durchbildung in allem, was hier zu wissen und können unentbehrlich ist. Ihnen vertraue man alle die Mittel an, die geringen und großen, denn sie kennen Mutter und Kind persönlich und stehen in beständiger Fühlung mit der Stadtverwaltung, der Gemeinde-Waisenpflege, den Ärzten und allen Mitkämpfern für die gute Sache. Getragen von der Autorität aller dieser, können sie um so nachdrücklicher eintreten für die Bereitstellung auch aller großen Mittel, welche wiederum ohne die Hilfe der geringen ohne Erfolg bleiben müssen.

Aber durchgreifend bleiben die beiden souveränen Mittel: Hebung der sozialen Lage der Unbemittelten, Schaffung der Möglichkeit, daß wieder fast jeder Säugling seiner Mutter Brust erhält.

Wozu jedoch überhaupt dieser Kampf gegen die Säuglingssterblichkeit, hört man auch heute noch einwenden. Hier handelt es sich ja um eine Auswahl der Besten, eine Ausscheidung der körperlich Unfähigen! Unser Vaterland ist eben übervölkert genug, was soll aus all den Kindern werden?

Soviel Einwände, soviel gänzlich unzutreffende Anschauungen! Von einer Auswahl der besonders Lebenskräftigen ift keine Rede. Das bei der Geburt kräftigfte Kind ftirbt bei der künftlichen Ernährung im erften Lebensjahr, fo gut wie das fchwache!

Und wer weiß denn, was aus fcheinbar zu fchwach geborenen, faft lebensunfähigen Säuglingen werden kann? Goethe, Helmholtz, Kant und andere Geifteshelden haben zu diefen letzteren gehört! Was aber von den „Kräftigen" übrig bleibt, welche künftlich genährt, faft das ganze erfte Lebens= jahr an fchwerer Ernährungsftörung gelitten haben, füllt nachher noch in großer Zahl rafch die Friedhöfe, das Hofpital, das Siechenhaus oder, da der Geift in dem krank fich entwickelnden Körper leidet, fpäter die Schule für Schwach= finnige, die Jdiotenanftalt, wenn nicht das Gefängnis. Eine herrliche „Auslese" der „Beften!"

Auch von eine Übervölkerung Deutfchland ift keine Rede, das lehrt jede Eifenbahnfahrt von der Elbe bis zur Weichfel. Solange noch mehr als 200000 fremde Arbeiter alljährlich nach Deutfchland gezogen werden müffen, damit der Acker bebaut, die Mafchine in Tätigkeit gefetzt werden kann, folange ift von einer Übervölkerung keine Rede. Die Hunderttaufende von Säuglingen, die heute als Verluft von vielen Millionen alljährlich die Gräber füllen, könnten Hunderttaufende er= werbender, arbeitender, gefunder Bürger, Soldaten des Schlachtfeldes, wie der Kultur werden; eine Freude und Stütze ihrer Eltern, nützliche Glieder der Volksfamilie. Auch die troftlofe Anfchauung eines Malthus ift hier über= wunden; wer arbeitend Werte fchafft, wird immer auf feinen Unterhalt rechnen dürfen. Wo Entvölkerung, da finden wir Verarmung, wo Zunahme der Bevölkerung, da auch Wachfen der materiellen und geiftigen Güter!

Unwürdig ift es eines Kulturvolkes, fein Beftes, die Kinder, in dem Keim, in der Blüte zerftört zu fehen, ftatt fich der reichen Frucht zu erfreuen.

An diefer Stelle, in diefer alle Erwartungen über=

treffenden ersten Ausstellung für Säuglingspflege, die eröffnet
wurde von Deutschlands erhabener Kaiserin, welche besonders
warmherzig zum Kampfe gegen die erschreckende Säuglings=
sterblichkeit aufgerufen hat, und die unter das Protektorat
einer für des Säuglings Wohl und Wehe so besonders tätigen,
edlen Königstochter gestellt ist, angesichts einer so großen
Zahl von Männern und Frauen, welche diese Frage hier
vereint hat, wage ich es getrost zu sagen: der edle Wettstreit,
der eben allüberall in Deutschlands Gauen sich erhebt für
das kostbarste Gut, unsere Kinder, er wird zum Siege führen
in wenigen Jahren.

Über den Säuglingsschutz in Berlin.

Von

Privatdozent Dr. H. Neumann.

In der Ausstellung für Säuglingspflege nehmen die Berliner Einrichtungen für Säuglingsschutz einen breiten Raum ein; aber die Ausstellung zeigt mehr die Form als den Inhalt dieser Einrichtungen, und ich hoffe daher, daß ein kurzer Überblick der Tätigkeit, welche zum Wohl der Säuglinge in Berlin entfaltet wird, von allgemeinem Interesse sein wird.

Es sollen zuerst die Einrichtungen für Schwangerschaft und Entbindung erwähnt werden, dann an zweiter Stelle die Maßnahmen, die zum Schutz der Säuglinge und im besonderen der Neugeborenen in Berlin getroffen sind; schließlich werden wir eine besondere Klasse von Kindern genauer berücksichtigen, weil ihr Leben besonders gefährdet ist, — es sind das die unehelichen Kinder.

Wenn die Schwangeren in den letzten Monaten nicht mehr genügend arbeiten können, so wäre in ihrem Interesse und in dem des Kindes eine gewisse Fürsorge durchaus zweckmäßig. Leider ist in dieser Richtung bisher aber so gut wie nichts getan; von Anstalten, in denen die Schwangeren die letzten Monate verbringen können, sind nur die beiden öffentlichen Entbindungsanstalten zu erwähnen, wo sie als so=genannte Hausschwangere in beschränkter Zahl aufgenommen werden können, um dem Unterricht zu dienen. Außerdem gibt es eine Reihe konfessioneller Stiftungen, welche den Gesichts=

punkt verfolgen, vor allem uneheliche Mütter aufzunehmen, zu entbinden und eine gewisse Zeit zu verpflegen, um dadurch eine moralisch und religiös erziehende Einwirkung auszuüben. Hier erwähne ich das katholische Monika-Stift in Lankwitz, (Frobenstr. 1), ferner Beth Elim des evangelischen Pfarrers Behrendt, Neu-Weißensee, (Albertinenstraße 20), ferner die Heimstätte in der Drontheimerstraße 19 (Vors. Professor D. Freiherr von Soden). Schließlich wäre das Wöchnerinnen-Heim am Urban zu nennen. Der Name „Wöchnerinnen-Heim" ist leider geeignet, ein Mißverständnis über seine Bestimmung aufkommen zu lassen, denn gerade dieses Heim, welches vor allen Dingen verheiratete Frauen aufnimmt, entläßt die Wöchnerinnen, ähnlich wie die öffentlichen Ent-bindungsanstalten, schon ca. 2 Wochen nach der Entbindung, während, wie schon erwähnt, die anderen Heime aus Moral-gründen verlangen, daß die Mutter ungefähr $\frac{1}{4}$ Jahr mit dem Kind bei ihnen bleibt. Hier wäre auch noch die Entbindungsanstalt der Heilsarmee in der Kastanien-Allee 11 zu erwähnen, welche ebenfalls nur für die Entbindung und die ersten Tage nach ihr ohne jede Auswahl Bedürftige aufnimmt.

Es muß in fast allen diesen Heimen, mindestens für die Entbindung, in der Regel eine gewisse Summe, etwa Mk. 35, gezahlt werden.

Ausschließlich sozial-hygienische Rücksichten waren bei der Gründung der Wöchnerinnen-Unterkunft in der Blumen-straße 78 maßgebend. Hier kann allerdings erst die Auf-nahme nach der Entbindung stattfinden; es bleiben die Mütter mit ihren Kindern solange (im letzten Jahre die Mutter durchschnittlich 37,1, die Kinder 45,8 Tage), bis die Mutter geeignet ist, wieder ihre Erwerbstätigkeit zu über-nehmen, und bis das Kind soweit gekräftigt ist, um ohne besondere Gefahren entwöhnt zu werden. Die Aufnahme ist fast immer vollkommen unentgeltlich, und man freut sich, wenn die Mütter in der Lage sind, bei der Unterbringung des Kindes sofort das nötige Pflegegeld zu bezahlen.

Später wurde in Schöneberg das Säuglingsheim, Akazienstraße 7, gegründet, welches bestrebt ist, den Nutzen des Stillens darzutun, indem es die Mütter verpflichtet, ¼ Jahr lang ihr Kind zu stillen. Es dürfte für die Kinder günstig sein, daß nach dieser Zeit den Müttern mit ihren Kindern in dem Mutterheim eine weitere Aufnahme gewährt wird; die Mütter gehen ihrer Beschäftigung nach, und die Kinder werden gemeinsam in zuverlässiger Weise inzwischen in dem Mutterheim verpflegt. In der neueren Zeit hat sich den unehelichen Müttern und ihren Kindern ein besonderes Interesse zugewendet, welches ich für meine Person nur so weit gutheißen kann, als es nicht den genannten Personen mißverständlicher Weise geradezu eine bevorzugte Stellung einräumen will oder ihre Isolierung in der Bevölkerung zu begünstigen trachtet. Das letzte dürfte z. B. geschehen, wenn man für solche Mütter mit ihren Kindern besondere Niederlassungen auf dem Lande gründet.

Es ist selbstverständlich, daß der Säuglingsschutz nur in verschwindend geringer Ausdehnung durch die Aufnahme in Anstalten ausgeübt werden kann; das Naturgemäße ist, daß die Entbindung im eigenen Heim geschieht, und daß die Kinder in der Familie aufgezogen werden; dabei will ich allerdings nicht leugnen, daß bei beschränkten Wohnungsverhältnissen die Entbindung in der Anstalt viel zweckmäßiger ist und, wie es in Paris geschieht, sich bei großen Aufwendungen auch in sehr großer Ausdehnung tatsächlich durchführen läßt. Wenn nun eine Frau zuhause niederkommt, so wird durch ein noch so kurzes Wochenbett die häusliche Ordnung auf das schwerste erschüttert, die Sorge für den Mann und für die übrigen Kinder kann nicht durchgeführt werden, und es kann hierdurch die Erwerbsfähigkeit der Familie geradezu lahm gelegt werden. In

solchen Fällen tritt nun der Verein „Hauspflege" in der
vorzüglichsten Weise ein, sodaß ich nicht anstehe, diesen
Verein für einen der segensreichsten unserer zahllosen Vereine
in Berlin zu erklären. Nach dem Vorbilde des Frankfurter
Hauspflegevereins durch die unvergeßliche Jeanette Schwerin
vor neun Jahren gegründet, nimmt seine Tätigkeit von Jahr
zu Jahr in außerordentlicher Weise zu. Viele der größten
Fabriken und viele Behörden haben sich mit ihm in Verbindung gesetzt, um sich für ihre Angehörigen die Unterstützung der Hauspflege zu sichern. Dieser Verein schickt
dann, wenn die Mutter bettlägerig ist und die Familie
nicht versorgen kann, also ganz besonders beim Wochenbett,
eine einfache Frau aus dem Volke in das Haus, damit sie
die notwendigen Verrichtungen, wie Pflege der Kinder,
Kochen, Waschen, für einige Zeit durchführt, und zwar
erhält die Hauspflegefrau hierfür eine Entschädigung von
Mk. 1,50, wenn der Verein nicht die Kosten übernimmt.

Auch die Einrichtung der Krippen soll hier nicht un-
erwähnt bleiben. (Berliner Krippenverein und Gemeindekrippen.)

In selteneren Fällen kommt es vor, daß ein neugeborenes
Kind so zart oder frühgeboren oder krank ist, daß es nur
unter besonders sachverständiger Pflege und mit Hilfe einer
Amme aufgezogen werden kann; in diesen Fällen treten vereinzelte Anstalten helfend ein. Nach der jetzigen Anschauung
können sie allerdings nur dann ihre Aufgabe erfüllen, wenn
sie über Frauenmilch verfügen. Viel häufiger allerdings
noch als die erwähnten Ursachen ist der Grund für die
Aufnahme in eine Anstalt der Umstand, daß die Mutter
nicht in der materiellen Lage ist, ihr Kind zu Haus zu
verpflegen, da sie ihr Brot außerhalb des Hauses verdienen muß.

Was zunächst die Aufnahme von kranken Kindern in
Anstalten betrifft, so ist bei uns seit vielen Jahren in dieser
Richtung ein unbestrittener Notstand vorhanden, sodaß es
besonders während der Sommermonate in der Regel un-

möglich ist, einem kranken Kinde die Behandlung in einem Krankenhause zu verschaffen. Hingegen ist für die Aufnahme hilfloser Säuglinge in den letzten Jahren ein erheblicher Fortschritt zu verzeichnen, insofern das Kinderasyl der Schmidt=Gallisch=Stiftung in der Kürassierstraße über 100 Betten zur Verfügung hat, die Waisenverwaltung, welcher dieses Kinderasyl untersteht, außerdem in ihrem Waisenhaus in Rummelsburg eine immer zunehmende Zahl von Betten bereit stellt und auch in nicht zu ferner Zeit den Erweiterungsbau auf ihrem Grundstück in der Alten Jakobstraße in Benutzung nehmen kann. Es ist Ihnen bekannt, daß das Kinderasyl die erste Anstalt war, in der es gelang, Säuglinge in großer Anzahl erfolgreich gemeinsam zu verpflegen; übrigens werden auch dort die Kinder nur so lange behalten, als ihr Gesundheitszustand es erfordert, und dann in häusliche Pflege weiter gegeben.

Von kleineren Anstalten erwähne ich den Deutschen Verein der Kinderasyle in der Martin Lutherstraße 55 unter ärztlicher Leitung des Herrn Sanitätsrates Dr. Cassel, sowie auch das kleine Säuglingspensionat, welches der Wöchnerinnenunterkunft in der Blumenstr. 78 angegliedert ist.

Nunmehr komme ich zu einer wichtigen Einrichtung, welche seit dem 1. Mai vorigen Jahres getroffen ist, um der Hauptmasse der bedürftigen Kinder, welche in den Arbeiter=wohnungen Berlins verpflegt werden, einen wesentlichen Nutzen zu leisten; es sind das die von den städtischen Behörden ein=gerichteten Säuglings=Fürsorgestellen, welche nur, damit die von ihnen gewährten Unterstützungen nicht als Armenunter=stützungen zu betrachten sind, der Schmidt=Gallisch=Stiftung unterstellt worden sind. Es gibt jetzt 5 solcher Anstalten in den verschiedenen Stadtteilen Berlins; sie haben den Zweck, unter kundiger ärztlicher Leitung die Kenntnis einer sach=gemäßen Pflege und Ernährung in den weitesten Schichten zu verbreiten. Besonderer Wert wird hier darauf gelegt, die

natürliche Ernährung der Säuglinge zu befördern, welche be=
kanntlich in Berlin von Jahr zu Jahr einen ständigen Rück=
gang zeigt; die stillenden Mütter können mit Nahrungsmitteln
und Geldunterstützungen versehen werden, damit sie sich aus=
reichend pflegen und auf Arbeit außerhalb des Hauses ver=
zichten können. Für diejenigen Kinder aber, welche künstlich
ernährt werden, wird zu einem mäßigen Preise oder unter
Umständen selbst umsonst gute Milch gewährt. Dies geschieht
unter fortlaufender ärztlicher Überwachung in der Fürsorge=
stelle, zu der noch Hausbesuche durch Schwestern hinzukommen.

Mit diesen Säuglings=Fürsorgestellen arbeiten manche
der vorerwähnten Einrichtungen Hand in Hand, und zwar
ganz besonders die Hauspflege, sodaß man von einem
weiteren Ausbau der Säuglings=Fürsorgestellen einen wirklichen
Vorteil erwarten darf.

Ist die Sterblichkeit der Kinder in den ersten Lebens=
tagen an und für sich immer am höchsten, so sind doch noch
ganz besonders die neugeborenen unehelichen Kinder gefährdet,
weil die Mütter nach der Entbindung nicht die Mittel haben,
ihre Kinder selbst weiter zu pflegen oder ihnen ausreichende
Pflege zu verschaffen. Aus diesem Grunde ist neuerdings die
Einrichtung der Vormundschaft verbessert worden. Während
in Leipzig das System der General=Vormundschaft eingeführt
ist, hat man sich bei uns mit der Einrichtung von Berufs=
Vormündern beholfen, und zwar hat die Innere Mission,
Alt=Moabit 133, Herrn Pastor Pfeiffer damit beauftragt,
die Berufsvormundschaft für die in den öffentlichen Anstalten
geborenen Kinder, soweit sie evangelisch sind und die Mütter
sich hiermit einverstanden erklären, zu übernehmen. Wie Sie
aus den ausgestellten Tabellen ersehen, ist in der Tat durch
diese Einrichtung ein recht guter Erfolg, im besonderen be=
züglich der Alimentierung durch die Väter erzielt worden.

Schon früher hat man denjenigen Kindern (es sind
dies vorwiegend uneheliche), welche in fremde Pflege gegeben

werden müssen, besondere Aufmerksamkeit zugewendet, weil man bei den Haltefrauen nicht immer das gleiche Gefühl der Verantwortlichkeit wie bei der eigenen Mutter voraus= setzen kann. Es kommt dazu, daß die Entschädigung für die Haltepflege meist durchaus unzureichend ist, wenn sie überhaupt regelmäßig gezahlt wird. Während nun früher die Aufsicht durch Schutzleute stattfand, welche sich selbst wohl kaum hierzu für geeignet hielten, ist jetzt ein Stab von wohl ausgebildeten Damen unter der Leitung der hiesigen Kreisärzte fortdauernd tätig, um die Haltekinder zu über= wachen, und zwar geht, wie man anerkennen muß, diese Überwachung, frei von Bureaukratismus, in sachgemäßer Weise vor sich. In den letzten Jahren ist hierdurch, sowie ferner dadurch, daß für das Pflegegeld auch von seiten der Armenverwaltung mehr eingetreten wird, wie Sie aus den Tabellen ersehen, ein erheblicher Niedergang der Sterblichkeit bei den Haltekindern erreicht worden. Übrigens besteht außerdem noch seit vielen Jahren der Kinderschutzverein, welcher eine gewisse Anzahl von Kindern (ca. 120 fortlaufend) in Haltepflege gibt, wobei er die Haltefrauen überwacht und aus eigenen Mitteln das Pflegegeld, welches die Mütter in der Höhe von acht bis zehn Mark von ihm zu zahlen pflegen, auf die nötige Höhe ergänzt.

Schließlich möchte ich erwähnen, daß zwar vorläufig eine Zentralisierung aller der Einrichtungen, welche zum Schutz der Mütter und Säuglinge vorhanden sind, fehlt, daß aber immerhin verschiedene Ansätze in dieser Richtung vorhanden sind. So hat z. B. der Hauspflegeverein eine gewisse Gegenseitigkeit mit einer Anzahl anderer Vereine, welche unter Umständen in Anspruch zu nehmen sind, ein= geführt. Ebenso bemüht sich die Zentralstelle für Jugend= fürsorge, der Verein Mutterschutz, die Innere Mission, Auskunft in allen einschlägigen Fragen in ihren Bureaux zu geben. Es wird dies nur dadurch erschwert, daß im besonderen die geschlossenen Anstalten, welche wir vorhin erwähnt haben, in der Regel so überfüllt sind, daß dieselben kein Interesse haben, die Einweisung zu erleichtern. — Trotzdem halte ich die Einrichtung von Zentralstellen in den verschiedenen Teilen Berlins für außerordentlich wichtig, und zwar sollte bei ihnen der ärztliche Berater angehört werden, sodaß z. B. einer Mutter, welche ein Kind weggeben will, nicht ohne weiteres eine Pflegestelle nachgewiesen, sondern vielmehr festgestellt würde, ob sie nicht das Kind nähren könnte, wonach dann derjenige Weg einzuschlagen wäre, welcher die Berücksichtigung dieser Forderung ermöglicht. Beispiele dieser Art ließen sich genügend geben. Ich erwähne diese Forderung besonders, weil auf ihre Erfüllung bisher nur in den Säuglingsfürsorgestellen hingearbeitet wird.

Viel mehr als durch alle vereinzelten Einrichtungen zum Schutz der Mutter und des Kindes ist zu erreichen, wenn die Klinke der Gesetzgebung in zweckentsprechender Weise in Bewegung gesetzt wird; es ist nicht einmal gesagt, daß hierbei immer erhebliche Geldopfer verlangt werden müssen. Ich will hier nur daran erinnern, was sich durch die Krankenversicherung der Dienstboten erreichen ließe, welche bisher unberechtigter Weise von dieser Wohltat ausgenommen sind, und was andrerseits wieder durch eine stärkere Betonung der Schwangerschaft und des Wochenbettes in der Krankengesetzgebung an Vorteilen für Mutter und Kind erzielt werden könnten. Ich will ferner daran erinnern, wie die Verteilung von guter Milch durch Anstalten immer nur beschränkten Einfluß auf die Verhinderung der sommerlichen Darmkrankheiten haben kann, während behördliche Maßnahmen, welche den Verkauf einer billigen und guten Milch begünstigen, mit einem Schlage ganz erheblich mehr leisten könnten. Schließlich will ich noch darauf hinweisen, daß eine Verbesserung der Wohnungshygiene die Säuglingssterblichkeit zweifellos auf das günstigste zu beeinflussen imftande wäre, — aber nur ein ausreichendes Verftändnis für die foziale Bedeutung der Säuglingsfürforge wird dazu führen, daß in gefetzgeberifcher Richtung diejenigen Schritte gefchehen, welche die Säuglingssterblichkeit herabzufetzen geeignet find.

Wie schützt man den Säugling vor Erkrankung?

Von

Professor Dr. Adolf Baginsky.

Wenn Sie oben in den Ausstellungsräumen Umschau halten, so werden Sie an den verschiedensten Stellen, insbesondere aber in der I. Abteilung, Zusammenstellungen in Zahlen und in aufgetragenen Kurven begegnen, welche Ihnen ein erschreckendes Bild entrollen von einer der beklagenswertesten Erscheinungen des Kulturlebens, von der abnorm hohen, ja exzessiven Sterblichkeit der jungen, fast eben erst geborenen Kinder, ein Bild jener unter dem Namen der „Säuglingssterblichkeit" in der Statistik aller Kulturländer geführten Rubrik. Sie erfahren da, um sogleich bei dem Deutschen Reiche stehen zu bleiben, daß in den Jahren 1902/3 die im ersten Lebensjahre Gestorbenen 33,8 %, d. i. über ein Drittel der in dieser Zeit überhaupt Gestorbenen, ausmachen*) — eine furchtbare Ziffer, die uns aber um so mehr aufs Herz fällt, wenn wir des weiteren kennen lernen, daß wir in Deutschland fast die höchste der Ziffern erreichen, daß beispielsweise Italien, Belgien, England mit weit geringeren Todesziffern der Neugeborenen abschließen, und daß sonst doch durchaus nicht in ihrer Kulturhöhe bewunderte Länder wie Irland weit besser dastehen, als das Deutsche Reich; daß Norwegen trotz seines rauhen, unwirtlichen Klimas fast nur ein Drittel jener bei uns beobachteten

---

*) Katalog der Ausstellung: Dr. Würzburg, Statistik S. 59.

Säuglingssterblichkeit erreicht. — Ist eine derartige Erfahrung für den Augenblick auch niederdrückend für uns, so gibt dieselbe doch auf der anderen Seite den trostreichen und in etwas beruhigenden Ausblick, daß, da schließlich das Menschengeschlecht in all den genannten Ländern das gleiche ist, dort wie in Deutschland den gleichen Naturgesetzen unterworfen, mit den gleichen physiologischen und anatomischen Anlagen und Fähigkeiten, wir keinem unabänderlichen Naturgesetze gegenüberstehen, sondern augenscheinlich besonderen, durch Lebensart und Gewohnheiten geschaffenen Verhältnissen, welche der Aufbesserung zugänglich zu sein vermögen.

Wir erfahren denn auch aus den verschiedenen Kartogrammen, daß, wenngleich die Säuglingssterblichkeit in den deutschen Großstädten besonders groß ist, dennoch in den letzten Jahrzehnten, wenngleich langsam Aufbesserungen sich geltend machen, d. h. Verminderung der Sterblichkeit eingetreten ist. Immerhin ist aber, wie aus den Zusammenstellungen hervorgeht, „in der Gesamtheit der deutschen Orte mit 15000 und mehr Einwohnern die Säuglingssterblichkeit über 20 %, d. i. mehr als der fünfte Teil der Lebendgeborenen"*). Verfolgen wir mehr im einzelnen die besonderen Lebensbedingungen der so früh Verstorbenen, so begegnet uns in erster Reihe in der „unehelichen Geburt" ein das Fortleben wesentlich behinderndes Moment, da die ehelich Geborenen insbesondere in den allererften (6) Lebensmonaten beträchtlich weniger an der Totenziffer beteiligt sind, als die unehelich Geborenen, und im ganzen ist beispielsweise in Preußen die Sterblichkeit der unehelich geborenen Säuglinge fast doppelt so groß, als die der ehelich Geborenen. Die Totenziffer der Unehelichen erhebt sich im Durchschnitt fast auf 33 %, betrifft also nahezu ein Drittel aller Geborenen. — Wir lernen weiterhin aus den statistischen Tafeln

---

*) A.-a. O. S. 70.

und Kartogrammen, wie Lebensstellung der Eltern, Beruf, Wohlhabenheit, die gesamte wirtschaftliche Lage, die Sterblichkeit beeinflussen, ferner, was uns ja aus der alltäglichen Erfahrung eigentlich bekannt genug ist, auch aus den Ziffern hervorgeht, daß die Sterblichkeit der Säuglinge in den von den Minderbemittelten bewohnten Stadtteilen der Großstädte, insbesondere auch von Berlin, beträchtlich größer ist, als in den von wohlhabender Bevölkerung bewohnten, und wie beispielsweise die Säuglingssterblichkeit in den nördlichen Stadtteilen (am Wedding) weit größer ist, als im Nordwesten und Westen. — Seit Jahr und Tag schon hat das Statistische Amt der Stadt Berlin Erhebungen über die Ernährungsart der so früh hingestorbenen Kinder angestellt, und wie ein mathematisches Gesetz resultierte aus diesen Erhebungen, daß den größten Anteil an den Totenziffern die nicht an der Mutterbrust Ernährten, sondern mit künstlichen Nährmitteln Aufgepäppelten haben, und daß diese gerade in den Sommermonaten an Darmkrankheiten aller Art dem Tode zum Opfer fallen. Sind doch auch unsere eigenen ärztlichen Studien und statistischen Erhebungen dieser Art der Ausgangspunkt geworden für jene eingehenden, immer noch nicht abgeschlossenen und in allen Kulturländern stetig fortgesetzten Studien über die Magen-Darmkrankheiten der Säuglinge, deren besonderen Ursachen und die Möglichkeit ihrer Verhütung, Studien, die, ich möchte sagen, mein eigenes ganzes Leben, seitdem ich der Medizin angehöre, ausgefüllt haben. Und wie sollte dies auch nicht der Fall sein? — Liegt doch hier eine hochwichtige, den ärztlichen Forscher interessierende Frage vor. — Stellt sich doch heraus, daß von 1000 in den Sommermonaten gestorbenen Säuglingen 428,2, also über $^2/_5$ an Verdauungskrankheiten erliegen, während diesen gegenüber alle übrigen Krankheitsformen außerordentlich zurücktreten, und beispielsweise die Respirationskrankheiten, welche die nächst wichtige Gruppe der Todes-

urſachen ausmachen, nur noch mit 125 %₀ beteiligt ſind. —
Wo wir auch bisher die Frage angefaßt haben, und wie auch
immer, überall iſt uns das gleiche Geſetz, die gleiche Erfahrung
begegnet, daß die künſtliche Ernährung, das Ermangeln der
Mutterbruſt es iſt, die den Säugling in Lebensgefahr bringt,
daß die Sterblichkeit der künſtlich Genährten faſt dreimal ſo
hoch iſt, wie die der Bruſtkinder, und daß die Entziehung der
Mutterbruſt nicht allein direkt in den erſten Lebensmonaten
und zur Sommerzeit ſich verderblich geltend macht, ſondern
daß ſie weithin wirkt ins zweite und dritte Lebensjahr hinein
und noch darüber hinaus, indem die Widerſtandsfähigkeit der
Bruſtkinder auch gegenüber anderen Krankheitserregern, als
gerade denjenigen, welche lediglich Darmkrankheiten erzeugen,
eine weit größere und ſtärkere iſt, als diejenige der vom
erſten Lebenstage an Gepäppelten und mit künſtlichen Nähr=
mitteln Aufgezogenen. —

Doch genug der Statiſtik. Sie lehrt uns nichts Neues,
nichts, was wir nicht ſchon ſeit langen, langen Jahren
wüßten. — Sehen wir zurück in die früheren Jahrhunderte,
leſen wir die Schriften der jüngeren Periode von Johann Peter
Frank, von Rau u. v. a., immer die gleiche Klage über die
exorbitante Säuglingsſterblichkeit, überall die gleiche Erörte=
rung der Frage, wie derſelben zu ſteuern ſei?

Aber bei allen bringt auch die Überzeugung durch, daß
man es nicht mit einem unabwendbaren Naturgeſetz zu tun
habe, nicht etwa, wie einzelne moderne Schriftſteller wohl
wollen glauben machen, mit dem unausweislichen Zwange
der Natur, im Dienſte der Selektion, der Auslese, ſondern
mit wohl überwindlichen Verhältniſſen, mit verbeſſerungs=
fähigen Zuſtänden, was, wie ich bereits betont habe, ſchon
daraus hervorgeht, daß die Sterblichkeit nach Ländern,
Völkern und Städten, nach Volksſchichten, Berufskreiſen uſw.
ſich weſentlich voneinander unterſcheide und daß augenſchein=
lich die beſonderen, dem Neugeborenen gebotenen Lebens=

bedingungen es sind, welche das Absterben beherrschen und beeinflussen.

Wenn dem aber so ist, so wird uns die Frage nahe gelegt, wie hat man es anzufangen, um der großen Sterblichkeit vorzubeugen, oder, da doch die Sterblichkeit selbstverständlich an Krankwerden und Kranksein geknüpft ist, wie hat man es anzufangen, das Krankwerden der Säuglinge zu verhüten? Wo sind und welcher Art sind die Fehler, die in der Säuglingspflege gemacht werden, und wie kann man ihnen aus dem Wege gehen?

Knüpfen wir einmal in unserer Betrachtung an den Erfahrungen bei den Ärmsten aller Armen, bei jenen Frauen an, die nicht einmal eine Heimstätte haben zu ihrer Niederkunft, die, nachdem sie Wochen und Monate hindurch in Arbeit und Elend das Kind unter dem Herzen getragen, zur Zeit, wo die Stunde schlägt, Wöchnerinnenheime oder öffentliche Gebäranstalten aufsuchen, um ihr Kind zur Welt zu bringen, und sehen wir uns die so geborenen Kinder an. — Sehen wir begreiflicherweise ab von Kindern solcher Frauen, welche mit erblichen Übeln belastet totkrank zur Welt kommen — von diesen Ausnahmen, denn solche sind es doch glückweise zumeist, rede ich nicht; ich rede von den gesund Geborenen, — so ist es geradezu überraschend zu sehen, wie kulgelrund, wie wohlgebildet und schmuck die meisten dieser Kinder zur Welt kommen, blühend und oft Bilder süßester und herziger Anmut. So bereitet die Natur, trotz aller Armut und allem Elend der Welt, oft völlig wider unser Erwarten das junge Geschöpf für das Leben vor. Und nun lassen Sie uns, nach etwa 14 Tagen oder nach drei Wochen, nachdem Mutter und Kind wenige Tage auch nur der kurzen Anstaltspflege enthoben, sich gleichsam selbst überlassen sind, die Mehrzahl dieser so schmuck geborenen Kinder wiedersehen. — Sie kommen oft genug zur Anschauung in den poliklinischen Sprechstunden unserer Krankenhäuser oder in den Sprechstunden der Armenärzte. — Welch trauriges Bild! Elend, abgemagert, mit trockner, abschilfernder, schmutziger Haut, mit Wundsein, Ausschlägen, Soor im Munde, mit Erbrechen und Diarrhöen, Bilder und Repräsentanten tiefsten Elendes, fast völlig hingebrochene Gestalten, so sehen wir die Kinder wieder.

Ja, — was ist denn mit den Kindern vorgefallen? was ist geschehen, daß die Kinder in diesen Zustand von Elend und Leid geraten sind?! Die Armut allein, die Entbehrung des Notwendigen der Lebensbedingungen kann nicht die Schuld haben; dazu ist schon die Zeit zu kurz gewesen, um durch diese allein die schrecklichen Wirkungen zu erzielen. — Was ist es vielmehr? — hier gibt es keine andere Antwort, als 1. die ganz verfehlte Art der Wartung und Pflege — alles im allem, — der Mangel der Kenntnis dessen was zur Kinderpflege nötig ist, und so also die Fehler in der Pflege, sie sind es, die das Kind in den traurigen Zustand gebracht haben; und dazu noch 2. ein anderes, noch Bedeutsameres, die Entbehrung der mütterlichen Nahrung, die Entziehung der Mutterbrust. — Das sind die wirksamen Faktoren, die das Kind Krankheit und Lebensbedrohung überliefern. — Und was hat sich vor allem bei den Pflegefehlern als die größte der Schädlichkeiten erwiesen? Der Mangel an Reinlichkeit, jener ersten und wichtigsten, bedeutsamsten Lebensbedingung, ohne welche gesundes Leben beim Säugling nicht möglich, nicht denkbar ist. — An der Sauberkeit der Wohnung, an dem Mangel an Sauberkeit dessen, was das Kind umgibt, und worin das Kind lebte, hat es gefehlt, selbst die Luft war nicht sauber; denn es fehlte wohl auch an genügender Lüftung — zugegeben, daß manches, was fehlte, durch Armut verschuldet ist, die sich zunächst in Mängeln der Wohnungsverhältnisse kennzeichnet. Und doch sind die gerügten Verfehlungen nicht die direkt wirksamsten. — Bedeutsamer ist, daß das, was mit dem Kinde selbst in Be-

rührung gekommen ist, und noch kommt, die Lagerstätte, die
Leibwäsche des Kindes, die Windeln, die Flaschen und Saug=
pfropfen, die, wenn das Kind keine Brust erhält, und künstlich
genährt wurde, ihm in den Mund gesteckt worden sind, un=
sauber gewesen sind; — nicht rein gewaschen oder gebadet
ist das Kind worden, und vor allem, mit unsauberen, unge=
waschenen Händen ist das Kind angefaßt, ist alles angefaßt,
was man dem Kinde nahe gebracht hat. Mit dem Munde
des Kindes sind überdies die mit dem Staub oder gar mit
Schmutz der Wohnung behafteten Dinge, Lappen, Bettbezüge
in Berührung gekommen. Man hat eben nicht die Kenntnis
davon, daß blühendste, bis ins Kleinste gehende Sauberkeit
Leben und Gesundheit bedeute, daß im Schmutz die Todfeinde
des Lebens, die kleinen als Bakterien und Pilze bezeichneten
Krankheitserreger gedeihen, sich entwickeln und, nunmehr auf
das junge lebende Geschöpf übertragen, in demselben gleichsam
einen fruchtbaren Nährboden finden, dort sich weiterbilden,
vermehren, Tod oder wenigstens Krankheit bringende Gifte
erzeugen.

Da liegt es also!

In dem Mangel der Kenntnis dessen, was zur Pflege
gehört, liegen die Quellen der Krankheiten des Säuglings
und vor allem in dem Mangel der Kenntnis dessen, was
Sauberkeit bedeutet. — Daher sollte in jedem Zimmer,
in welchem Säuglinge gehalten werden, statt andern Schmuckes
angeschrieben stehen: „Sauberkeit“, vor allem aber „Hände
waschen“. — Nur mit wirklich rein gewaschenen Händen
darf man den Säugling berühren, und alles was an den
Säugling gebracht, mit ihm in Berührung kommt, muß im
Sinne der Ärzte rein, d. h. frei von Krankheitskeimen, gleich=
sam durchs Feuer, durch heißes Wasser hindurchgegangen
sein. — Ist dies begriffen, so ist eine der wichtigsten Quellen
von Kranksein verstopft, die Gefahr der Säuglingsinfektionen
beseitigt.

Kommt dann hinzu, daß man dem Kinde die Mutter=
brust erhält und bietet — wobei natürlich vorausgesetzt ist,
daß auch die Brust, die Warzen, das Hemd der Säugenden
rein gehalten sind, — so ist auch in der ärmsten Hütte
Gesundheit und blühendes, kräftiges Leben zu erhalten, Ge=
fahr und Lebensbedrohung sind ausgeschlossen.

Dies aber sind die allgemeinsten Grundsätze normaler
Säuglingspflege.

Und nun lassen Sie uns an der Hand dieser Erfah=
rungen im einzelnen einige der besonderen Krankheitsformen
ins Auge fassen, welche dem jungen Säuglinge gefährlich
werden, und lassen Sie uns die Anwendung dieser allgemeinen
Grundsätze zur Verhütung dieser Krankheitsformen erproben.

Wenn das Kind zur Welt gebracht, geboren, von
dem mütterlichen Körper getrennt wird, was bekanntlich durch
die Abbindung und Durchtrennung der Nabelschnur geschieht,
so sind der Fehler, die bei diesem einfachen Akte gemacht
werden können, gar viele. Verderbenbringend kann es werden,
wenn das Bändchen zur Unterbindung der Nabelschnur nicht
wirklich rein, ausgekocht, frei von Bakterien ist, verderben=
bringend wenn die Scheere, die zum Durchtrennen der Nabel=
schnur benutzt ist, nicht eben so rein, wie der Arzt es nennt,
aseptisch ist, gar nicht zu reden von der Gefahr, wenn die
bedienenden Hände der Hebamme, die die Nabelschnur durch=
trennen, nicht rein sind. — Setzt man doch durch den Schnitt
eine Wunde, die durch Verunreinigung infiziert werden kann.
So müssen auch Nabelbänder, Watte, kurz alles was zum
Nabelverbande gehört, frei von Bakterien, durchs Feuer, oder
durch heißen Wasserdampf gegangen, aseptisch sein. Jedes
Versehen kann hier den Tod nach sich ziehen, sei es durch
Nabeleiterung mit ihren Folgezuständen, sei es durch jene
furchtbare, von einem im Bodenschmutz wachsenden Bazillus
erzeugte Krankheit, durch den Starrkrampf der Neugeborenen
(Tetanus). Absoluteste, bakteriensichere Reinlichkeit, sich auf

alles erstreckend, was mit dem Nabel in Berührung kommt,
schützt hier vor Krankheit und Verderben. — Wie leicht aber
ein Versehen geschehen könne, will ich durch eine kurze Geschichte erläutern. — Ich habe vor einer geraumen Reihe
von Jahren in der Familie eines Kavallerieoffiziers folgende
Beobachtung gemacht: Der Offizier, ein intimer Freund eines
großen Bakteriologen, beschäftigte sich seltsamer Weise viel mit
naturwissenschaftlichen Fragen und kannte Reinlichkeit und
Asepsis sehr genau. — Die Dame sollte niederkommen,
wochenlang vor dem Ereignis war ein Zimmer leer gestellt,
streng aseptisch gemacht und die Geburt geht normal vor sich;
aber siehe da, statt eines Kindes zeigen sich in der Geburt
Zwillinge. — Die erschreckte Hebamme holt, nachdem sie das
erste Kind in die aseptisch reine Hülle eingeschlagen hat, ein
augenscheinlich unreines, schwarzes Stück Zeug herbei und
wickelt in dieses Tuch das zweite Kind. — Anscheinend geht
alles gut, — da erkrankt nach einigen Tagen dieses zweite
Kind an einem Rotlauf; unaufhaltsam geht das Kind verloren, weil diese Krankheit für junge Säuglinge fast immer
tödlich ist; es wird aber trotz aller Sorgfalt und Vorsicht
auch das zweite Kind ergriffen und auch dieses Kind fällt
der Krankheit zum Opfer. — Ein klassisches Beispiel, wie
unsaubere Gegenstände, Wäsche oder dergl. an den Säugling
herangebracht, demselben tödlich werden können. — Also!
Reinlichkeit bis ins Kleinste und vor allem „Hände
waschen“.

Aber freilich, man muß auch das Händewaschen verstehen,
mit Seife, warmem Wasser und mit Bürste müssen die Hände
gereinigt werden, langsam und sorgsam jeder einzelne Finger;
auch Innen= und Seitenfläche jedes einzelnen; es müssen die
Nägel mit dem Nagelreiniger einzeln von Nagelschmutz befreit werden. Erst mit so gereinigten Händen darf man die
Gegenstände fassen, die man an das Kind bringt. Sie werden
verstehen, wie sorgsam die Reinigung der Hände sein muß,

welche das Kind von Kot befreit, rein gelegt haben, wenn Sie erfahren, daß doch in den Kotbestandteilen Millionen der mannigfachsten Infektionskeime in Gestalt von Bakterien stecken.

Und nun zu einer andern schon in der ersten Lebens= woche dem Kinde gefahrdrohenden Krankheit, dem sogenannten Soor oder dem Schwämmchen (Muguet). Der Soor ist ein auf der Mundschleimhaut der Kinder sich gern ansiedelnder, weiße Flecken bildender Pilz. — In kleinen Anfängen ganz unscheinbar, kann er durch starkes Wuchern und rapide Ver= breitung den Kindern töblich werden; freilich zumeist nicht an sich, sondern weil er sich mit Mund=, Magen=, Darm= katarrhen verbindet und durch Schmerzhaftigkeit der entzündeten Mundschleimhaut, durch erzeugte Diarrhöen und Erbrechen die Kinder herunterbringt.

Man muß nun verstehen, dem Kinde den Mund rein zu halten. — Aber da stoßen wir mit einem Male auf einen eigenartigen Gegensatz in den Anschauungen der Gelehrten, der Ärzte; indeß doch nur scheinbar. Sie werden, wenn Sie in der Ausstellung sich umsehen, abschreckende Bilder von verletzter Mundschleimhaut bei jungen Kindern gesehen haben; die Verletzungen sind durch schlecht gehandhabte, brutale Mundreinigung entstanden, und weil dies eben möglich erscheint, wollen manche Ärzte die ganze Mund= reinigung verbannen und die Kinder ohne dieselben lassen. — Ja, das heißt dann doch das Kind mit dem Bade aus= schütten; ich möchte nicht ohne die Mundreinigung auskommen, schon um deswillen nicht, weil man die Menschen daran gewöhnen muß, auch hier rechtzeitig mit der notwendigen Sauberkeit dem Säuglinge zur Seite zu stehen. — Nun gibt es allerdings eine wirklich gefährliche Art der Mundreinigung d. i. die von Hebammen und vielen Frauen von früher her geübte, mit Finger und Läppchen. — Fährt man mit dem mit Mundläppchen umwickelten Finger dem jungen, zarten

Säugling in den Mund und wischt einigermaßen brüsk in
dem Munde herum, so kann es nicht ausbleiben, daß man
die Mundschleimhaut gerade am harten Gaumen oben wund
reibt; so entstehen dann unter dem Einflusse der Bakterien,
welche doch immer im Munde vorhanden sind, und auch mit
der Milch oder von der Luft her in den Mund eingeführt werden,
solche Geschwüre, wie sie in der Ausstellung zum Schrecken
aller Mütter in den Abbildungen dargestellt sind. Begreiflicherweise kann durch diese Geschwüre einmal das Kind an der
Aufnahme der Nahrung behindert und so der Erschöpfung
durch Nahrungsmangel preisgegeben werden — denn auch
die Mutterbrust wird dann nicht mehr genommen, weil die
Kinder am Saugen durch den Schmerz, den die Geschwüre
machen, behindert werden — oder, und dies ist noch
schlimmer, die Kinder werden von den Geschwüren aus allgemein septisch infiziert d. h. sie erkranken durch Einwanderung
von gefährlichen Bakterien ins Blut an Blutvergiftung und
gehen elend zugrunde. So liegt in der fehlerhaften Mundreinigung sicherlich eine große Gefahr für die Kinder. — Soll
man aber deshalb die Mundreinigung gänzlich fortfallen
lassen? Ganz gewiß nicht; man soll nur lernen, geschickt
und ordentlich den Mund zu reinigen. — Zu dem Zwecke
gebrauchen wir im Kinderkrankenhause und empfehle ich in
der Praxis schon von lange her jene aus Watte hergestellten
zarten, weichen Mundbäuschchen, die ich ihnen hier zeige.
Es sind um Holzstäbchen, am besten die bekannten Wurst-
speilchen gewickelte Wattebäuschchen von aseptisch reiner Watte.
Mit diesen, in etwas dünne Lösung von übermangansaurem
Kali getauchten Mundwischern, ist es gar nicht möglich die
Mundschleimhaut zu verletzen. Man hält den Mund der
Kinder sauber und schützt so die Kleinen vor Soorerkrankungen
und den dann auch mit diesen zusammenhängenden Magen-
Darmkatarrhen. Natürlich müssen die einmal gebrauchten
Bäuschchen sofort vernichtet, am besten verbrannt werden.

Reinhaltung! hier und überall die Parole! Strengste, sorgfältigste Reinhaltung der Bettüberzüge, der Unterlagen, sorglichste Reinhaltung der Windeln, der Gummistücke und last not least auch der Badewannen. — Blühend weiß muß das kindliche Lager sein, blühend weiß die Wäsche, blendend rein die Badewanne. Darum soll eben der Säugling immer weiß gekleidet sein, damit man jedes Fleckchen an ihm sehe, darum auch eine Badewanne entweder ganz aus Porzellan, oder lediglich Fayence, oder wie wir es jetzt im Kinder= krankenhause eingeführt haben, aus Nickel oder Nickel= Stahlblech, in dem man sich spiegeln kann. — So, wenn man's kann. Wer's nicht kann und wem zu solch schönen Wannen die Mittel fehlen, der kann gern auch eine billige Zinkwanne oder Emailwanne benutzen; nur müssen auch diese blendend sauber gehalten werden. — Wer so sein Kind hält, wird nicht zu fürchten haben, daß es an einer un= heimlichen Infektion erkranke. Das Kind wird geschützt sein vor dem hochgefährlichen, tödlichen Rotlauf, vor Haut= erkrankungen wie Furunkeln oder tiefer gehenden Entzündungen und Eiterungen.

Das ist sicher und festgestellt, daß der Säugling leichter durch Bakterien infizierbar ist, als ältere Kinder, eben weil seine Haut so zart, seine Schleimhäute so leicht von Bakterien angreifbar sind, aber gerade deshalb kann man sich in der Reinlichkeit nicht genug tun. Die Infektion ist eben lediglich nichts anderes als Invasion von feindseligen Bakterien, und diese vernichtet man in erster Reihe nur durch Reinlichkeit.

Wenn wir jetzt noch einmal wieder auf unsere statistischen Erfahrungen, von denen ich im Anfange gesprochen habe, zurückgreifen, so haben wir in Erinnerung, daß die nicht an der Brust gesäugten, sondern mit künstlicher Nahrung aufgezogenen Kinder die gefährdetsten waren; wir wissen, daß sie an Durchfällen und zwar zumeist zur Sommerzeit erliegen. — Ja, was ist es denn, was bei der künstlichen

Ernährung den Kindern so gefährlich wird? Und warum gerade zur Sommerzeit?! — Sehen Sie sich doch den an der Mutterbrust genährten Säugling an, und vergleichen Sie ihn mit dem künstlich genährten. — Dort das frische, heitere, sprudelnde Leben, ein jauchzendes, lachendes, fast übermütiges Kind; hier, selbst wenn die Ernährung noch im ganzen gut ist, und auch das schon ist eine Seltenheit, ein ernstes, stilles, vielfach griesgrämiges, meist unzufriedenes Kind. — Dort ein Kind, das meist immer gesund ist und nicht zu Krankheiten neigt, hier ein empfindliches, anfälliges Kind. — Dort nichts von Darmkrankheiten, hier gar oft Koliken, heftiges Geschrei mit dünnem Stuhl und Erbrechen. — Und woher das alles? Einfach deshalb, weil das an der Brust gesäugte Kind menschliche Nahrung erhält, eine von der Natur dargebotene Nahrung seiner Rasse, seiner Art, leicht verdaulich und aufnehmbar, in Körperstoff umsetzbar fast ohne Rest; dort dagegen bietet sich dem menschlichen Kinde eine Nahrung, die von fremder Art stammt, für das Kalb, für das Ziegenkind berechnet und von der Natur geliefert, nicht für das menschliche Kind; für den Kalbs-, den Ziegenmagen, nicht für den Menschenmagen passend; — schwer verdaulich und nicht ohne große Nahrungsreste assimilierbar. So wird die Verdauungsarbeit bei den künstlich Ernährten zu groß und absorbiert seine Kräfte, die sonst für die körperliche und geistige Entwicklung frei und verwertbar wären.

Und nun zu alledem noch bei der aus der Mutterbrust gesogenen Milch die absolute oder fast sichere Keimfreiheit, bei der künstlichen Nahrung dagegen, sei sie nun Milch oder anderer Beschaffenheit, eine Nahrung, die auf dem langen Wege von dem Euter des Tieres bis zur Saugflasche hundertfach die Gefahr gelaufen ist, mit Bakterien infiziert zu werden, und die gerade im Hochsommer sicher infiziert worden ist, wenn nicht durch besondere Vorsichtsmaßregeln, sorglichste Kuhstallhygiene, Tiefkühlung, Pasteurisierung oder gar Sterilisierung ein gewisser Grad von Keimverminderung erzielt worden ist; zur Keimfreiheit kommt es doch kaum je. — In der Gefahr des Eindringens von feindseligen Keimen in die Milch liegt die Gefahr der Übertragung und Ansteckung von infektiösen Magen=Darmkrankheiten, von Brechdurchfall und sommer= lichen Verdauungskrankheiten. Gerade unter dem Einfluß der Sommerwärme geht das Keimen von Infektionsträgern, von Bakterien und Hefepilzen am schnellsten vorwärts; nicht allein aber im Kuhstall und auf dem Transport, sondern vor allem auch im Hause. — Was nützt es selbst, daß man die beste, tiefgekühlte Milch ins Haus geschickt erhält? Sie bleibt ja nicht unzersetzt, nicht möglichst keimfrei, wenn man sie im Haushalt nicht rein zu halten versteht, wenn schmutzige Töpfe, schlechte zerbrochene Deckel zur Verwendung kommen, wenn beim Abstäuben von Möbeln, vom Fußboden, lebendige Infektionskeime in die offen stehende Milch fallen, und wenn schmutzige Hände den Milchtopf anfassen, die Milch in die Flasche bringen. — Aus der so schlecht behandelten Milch zieht sich das Kind seine Diarrhöe, seine Verdauungs= störung zu, ihr kann das Kind choleraähnlichen Brechdurchfall und Tod verdanken; — und auch hier wieder sind es unbe= dingt noch die direkt an das Kind gebrachten Gegenstände, Saugflasche, Saugpfropfen, denen, weil sie schlecht gereinigt sind, Krankheitskeime anhaften können. — Nun sind es aber die Keime gar nicht selbst, in denen die Gefahr steckt. Die Zersetzungsprodukte derselben, die hochgiftig sind, sind es, die der verdorbenen Milch innewohnen, und die man auch weder in dem Ansehen der Milch erkennt, noch auch ohne weiteres herausschmeckt, die auch, einmal der Milch beigemischt, selbst durch Kochen nicht mehr beseitigt werden können und als chemische Gifte im kindlichen Darmkanal zur Wirkung kommen.

So sind, wo man hinsieht, bei der künstlichen Ernährung

Gefahren durch die verfehlte Handhabung der Nährmittel und durch die schädliche Veränderung der Nährsubstanzen.

Darum kann man bei der künstlichen Ernährung so schwer ein Kind dauernd gesund behalten, und darum muß man wohl gelernt haben, die Milch auch im Haushalt zu behandeln. Die Milch darf nicht viel umgeschüttet werden; in dem Koch= topf, in dem sie gekocht ist, soll sie verbleiben, mit Draht= netz= und Wattefilter zugedeckt, an der Luft und doch vor Luftkeimen geschützt; sie muß kühl stehen, womöglich auf Eis. Und die Hände der Pflegerin, die zur definitiven Nahrungs= darreichung die Milch in die Flasche bringt, müssen vor der Berührung des Kochtopfes gut gewaschen sein, wirklich rein. Hier wie immer — erst Händewaschen! — So muß der Pfropfen rein gehalten sein, — nicht mit Salz abgerieben und im Wasser schwimmend, sondern ausgewaschen mit Bürste und frisch gewaschenen Läppchen, muß der Pfropfen dann ausgekocht werden, im gekochten Wasser oder trocken aber unter Luftverschluß liegen, bis zum Gebrauch die wohl= gewaschene Hand der Pflegerin ihn auf das Fläschchen setzt. — Das schützt den Säugling vor dem Brechdurchfall und anderen Verdauungsstörungen, schützt ihn vor der Infektion. — Das alles ist nun freilich durch die bekannte Soxhlet= Methode, die Bereitung und Darreichung der Milch in Einzel= portionen im Haushalt ·wesentlich erleichtert worden, aber immerhin darf man nie vergessen, daß das Soxhlet=Verfahren einmal schon zersetzte und verdorbene Milch nicht wieder gut machen kann; daß giftig gewordene Milch auch nach dem Soxhletkochen noch giftig und für das Kind verderblich bleibt.

So liegt auch hier wieder in der Reinhaltung, in der Asepsis der Schutz vor der schlimmsten Krankheitsform; — freilich nur bis zu einem gewissen Grade. — Die künstliche Ernährung hat auch andere Gefahren, die in der sogenannten Übernährung liegen. Wer seinem Kinde immer zu trinken gibt, wenn es schreit, wer nicht darauf achtet, daß jeder

Altersstufe innerhalb des ersten Lebensjahres nur ein gewisses
Maß von Nahrung zukommt, das nicht überschritten werden
darf, der wird bald über schlechtes Gedeihen und schließlich
über Kinderkrankheit und Elendwerden zu klagen haben. Gewiß
können Kinder auch an der Mutterbrust überfüttert werden, ich
habe einzelne Beobachtungen gemacht, daß durch die Überfütterung an der Brust Kinder selbst schwere Krämpfe bekommen
haben. — Indes sind dies doch nur verschwindende Einzelfälle
gegenüber der großen Schar von Kindern, die bei der künstlichen Ernährung an Überfütterung leiden und durch dieselbe
kranken. Mehr als 1 Liter Flüssigkeit — von ver-
dünnter Milch aufsteigend zur Vollmilch — soll ein
Kind im ersten Lebensjahre überhaupt nicht erhalten, wenn es gesund bleiben soll. Darum muß die
Pflegerin verstehen mit der Flasche umzugehen; sie muß
wissen, wie viel in der Flasche verabreicht wird; darum aber
auch fort mit den elenden Strichflaschen, wie sie bisher in
Berlin eingeführt sind, die kein genaues Maß angeben. Man
gewöhne sich vielmehr an die mit Kubikzentimetereinteilung
versehene Flasche, wie ich sie hier vorlege und wie sie auch in
anderer Gestalt oben in der Ausstellung vorhanden sind. —
Ordnung und Maß und Sauberkeit — das ist
Säuglingshygiene!

Vor dieser Hygiene schwindet dann der törichte Aber-
glauben, daß die Kinder vor dem Zahndurchbruch an
Diarrhöen erkranken. Man sieht dann, wie die Zähne durch-
brechen, fast ohne, daß man es merkt, und daß nur die gesunden
Kinder die schöneren Zähne bekommen. — Dabei soll nicht
geleugnet werden, daß der Zahndurchbruch auf manche
Kinder einen gewissen Eindruck macht, daß die Kinder etwas
erregbarer sind als sonst, schlecht schlafen, übelgelaunt, daß
sie selbst fiebern; kaum wird es aber einmal vorkommen,
oder wenigstens ungeheuer selten, daß ein Kind beim Zahndurchbruch Krämpfe bekommt.

Krämpfe sind eine besondere, eigene Krankheit und sie können entweder aus einer besonderen Beschaffenheit des Organismus des Kindes selbst zu einer bestimmten Zeit des ersten Lebensjahres entstehen, gleichsam als Zeichen echter Nervenerregung, oder sie sind der Ausdruck von Vergiftungs= erscheinungen, die vom Darmkanal ihren Ausgang nehmen. Die Kinder haben um die Mitte des ersten Lebensjahres, also gerade zur Zeit des ersten Zahndurchbruches, eine ge= wisse Erregbarkeit des Nervensystems, die mit den Entwickelungs= vorgängen im Gehirn zusammenhängt; dies muß man wissen und darf gerade dann die Kinder nicht nutzlosen Erregungen aussetzen; man darf nicht zu viel mit ihnen spielen und tändeln, muß ihnen die nötige Schlafzeit lassen, darf sie nicht zu grellem Licht, nicht zu starken Geräuschen aussetzen, und die säugende Mutter selbst darf keinen Alkohol oder wenigstens nicht zu viel Alkohol zu sich nehmen, weil dies durch die Brustnahrung hindurch das Kind erregt. Ich habe einmal ein Kind einer hochgestellten französischen Familie beobachtet, das jedesmal Krämpfe bekam, wenn die Amme die ihr täglich gespendete Flasche Rotwein ausgetrunken hatte und dann dem Kinde die Brust gab. Man sieht aus einer einzigen derartigen Erfahrung, wie Schädlichkeiten sich verborgen einschleichen, an die man nicht denkt, nnd wie man lediglich durch die Herstellung der einfachsten Lebensbe= dingungen in der Hygiene des Säuglings am besten fährt. — Darum soll man auch an dem Säugling nicht fortdauernd herumkurieren, nicht immer mit Mitteln aller Art, mit Hand= reichungen wie Klystieren usw. hinter ihm sitzen. — Habe ich Ihnen oben als eine Inschrift für das Kinderzimmer emp= fohlen „Händewaschen", so möchte ich jetzt als die zweite empfehlen „Nicht kurieren". Wie viel wird verdorben mit den ewig dargereichten Abführmitteln, mit Klystieren, und dann, wenn nun endlich die angebliche Verstopfung bei den Kindern einem dünnen Stuhlgang Platz gemacht hat, mit Stopfmitteln. So wird im bunten Wechsel der von biederen, aber unsachverständigen Helferinnen dargebotenen Hilfen das gesunde Kind am ehesten krank gemacht. Am gesundesten bleibt es, je weniger man künstlich sich mit ihm zu schaffen macht! Lassen Sie die Kinder natürlich aufwachsen. Sie gedeihen Ihnen wie die Blumen, ganz von selbst.

Wenn wir uns weiter im Fortschritt des ersten Lebensjahres nach den Gefahren umsehen, die dem Säugling drohen können, so erfahren wir wohl von einer Reihe von besonderen Krankheiten noch, von den Erkrankungen der Atmungsorgane, der Bronchitis, den katarrhalischen Lungenentzündungen, von der englischen Krankheit, selbst vom Skorbut, von der Tuberkulose u. a. m. Immer wieder kann ich nur betonen, daß ein an der Mutterbrust genährtes Kind fast von all diesen Krankheiten frei bleibt, von Tuberkulose freilich auch nur dann, wenn auch die Mutter tuberkulosefrei ist; während gerade bei dieser Krankheit in der Erkrankung der Mutter die Gefahr liegt, daß dieselbe auf das Kind übertragen werde. Eine tuberkulöse Mutter darf deshalb ihr Kind nicht stillen, weil sie damit ihm sonst die Tuberkulose zuträgt; und auch die epileptische Mutter soll ihr Kind nicht stillen. Aber von Rhachitis u. a. sind die Bruststillten fast immer verschont.

Von den Beziehungen der künstlich Genährten zur Tuberkulose ist soviel sicher gestellt, daß man durch Ernährung mit tuberkelbazillenhaltiger Kuhmilch Kinder unzweifelhaft tuberkulös machen kann, und daß manche der frühzeitigen Tuberkuloseerkrankungen der Säuglinge durch eine derartige Ernährung zustande gekommen ist. Daher darf man Säuglingen nur noch Milch von solchen Kühen geben, deren Tuberkulosefreiheit mit absoluter Sicherheit festgestellt ist; oder zum mindesten muß die Milch gut abgekocht sein.

Man wird im übrigen nur dann einen Schutz vor der Tuberkulose dem Säugling schaffen können, wenn man ihn völlig dem Rayon Tuberkulosekranker entzieht. Jede Annäherung Tuberkelbazillentragender und -Aushuftender ist für den Säugling die größte Gefahr, weil Tuberkelbazillen auf den Schleimhäuten der Säuglinge sehr leicht haften, sich ein= niften und weiterverbreiten. — Darum, und weil man nicht immer wissen kann, wer tuberkulösgefährlich ist, vermeide man, daß Säuglinge geküßt, beleckt und angehuftet oder an= geblasen werden.

Man hat mit Rücksicht auf Luftröhrenkatarrhe und selbst auf Hals= und Ohrenentzündungen gar oft in Familien mit dem Gedanken zu ringen, die Kinder frühzeitig abhärten zu wollen; dieselben frühzeitig kalt zu waschen, ganz leicht ge= kleidet zu lassen und gar nackt im Freien dem Luft= und dem Sonnenbad auszusetzen. — Nichts ist verfehlter als die frühzeitige Anwendung von Kaltwasserkuren bei so jungen Kindern! Fast möchte man an Tacitus erinnert werden, der gegenüber der Sitte unserer Altvorderen, junge Säuglinge gleich nach der Geburt in kaltes Wasser zu tauchen, solches Verfahren mit den Worten verurteilt: „Man muß ja ein Barbar sein, sein Liebstes solcher Gefahr auszusetzen". — Bei Säuglingen ist es noch nichts mit den kalten Proze= duren; die große Flächenausdehnung der Haut gegenüber der Körpermasse erzeugt eine so intensive Abkühlung unter dem Einflusse kalten Wassers, daß man darin nur Schaden sehen kann. — Also auch hier fort mit dem „Kurieren". — Man bade nicht zu viel, nicht zu heiß, meist lauwarm bei 26—27° R., aber nicht darunter, und man wasche die Kinder nur mit einem Wasser von etwa 20° R. Im Freien und namentlich, wenn sie eingeschlafen umhergetragen werden, halte man die Kinder immerhin nicht zu leicht bedeckt. Nur lassen Sie den Mund des Kindes frei und überdecken Sie ihn nicht mit Läppchen von zweifelhafter Reinlichkeit; in diesen Läppchen steckt gar oft die größte Infektionsgefahr, wenn sie Krankheitskeime enthalten. Auch darf das Kinder= zimmer nicht überhitzt werden, wenngleich es etwas wärmer sein darf, als sonst wohl die Wohnzimmer sind, also zwischen 15—16° R. —

So wird man denn bis dahin ein gesundes Kind behalten haben können; frei von all den Affektionen, die wir sonst im Säuglingsalter auftreten sehen, wo nicht Klugheit und Verständnis der Pflege ein junges Kind umgibt.

Ich will nun aber noch einer Gruppe von Krankheiten unser Augenmerk zuwenden, nämlich den eigentlichen Infektions=krankheiten der Kinder, wie Masern, Keuchhusten, Scharlach, Diphtheritis usw. — Säuglinge erkranken im ganzen selten an derartigen Krankheiten und haben von Natur aus durch die Beschaffenheit ihres Blutes einen gewissen Schutz gegen dieselben. Der Schutz ist insbesondere bei an der Mutter=brust genährten Kindern zuweilen sehr ausgesprochen; indes kann man sich doch nicht dem verschließen, daß eine gewisse Anfälligkeit auch bei Säuglingen bestehen kann; namentlich sind Erkrankungen an Masern, Keuchhusten, aber auch an Nasendiphtherie keineswegs allzu selten. — Hiergegen gibt es nur einen Schutz, d. i. die Fernhaltung von anderen Kindern, insbesondere von Schulkindern von den Säuglingen. Mit so kleinen Säuglingen sollen und brauchen die die Schule besuchenden Geschwister kaum zu tändeln und zu spielen, und noch weniger Erwachsene, die etwa Gelegenheit haben, den Kindern eine Infektion zuzutragen. — So werden Sie durch einen gewissen Grad der Isolierung die Kleinen am besten vor den Infektionsgefahren geschützt sehen. — Von dem Schutze gegen die Pocken brauche ich kaum wohl zu reden; denn durch ein vorsichtiges und weises Impfgesetz und den darin durchgeführten Impfzwang ist seit vielen Jahren unser deutsches Vaterland von Pocken frei geblieben. Ein Verbrechen ist es, an diesem segensreichen Impfgesetze rütteln zu wollen.

Gar vieles noch ließe sich über den Krankheitsschutz der Säuglinge sagen; lassen Sie das heute Besprochene vorläufig genug sein; Sie haben gesehen, daß lediglich Sauberkeit in strengstem Sinne, Mäßigkeit und Gleichmaß, und vor allem richtiges Verständnis der physiologischen Bedingungen, und Anpassung der Handreichungen und Methoden der Pflege an dieselben es sind, welche den Schutz vor Krankheit gewähren. Alles ist leicht, was man versteht und beherrscht, und so wird es Ihnen leicht werden, Ihre Kinder gesund zu erhalten, wenn Sie die Grundprinzipien der Säuglingspflege erfaßt und verstehen gelernt haben. — Vor allem aber bitte ich Sie mit nach Hause zu nehmen die Lehre vom „Händewaschen" und „Nicht kurieren". —

Mutterpflichten.

Von

Professor Dr. Ad. Baginsky.

Zum dritten Male stehe ich, freundlicher Aufforderung Folge gebend, an dieser Stelle, um während der Zeit der Ausstellung für Säuglingspflege den Versuch zu wagen, einige belehrende Mitteilungen aus dem Gebiete der Säuglingspflege zu machen. Habe ich in meinem ersten Vortrage darüber Aufklärung zu geben versucht, wie man den Säugling durch die Gestaltung der Pflege vor Krankheit zu schützen vermöge, in dem zweiten erörtert, wie in den Kinderstuben der ärmeren Volksschichten mit den einfachsten Mitteln eine zweckmäßige und gesundheitsgemäße Kinderpflege zu gestalten sei, um der gerade die Kinder der Ärmeren treffenden Lebensbedrohung und Krankheitsgefahr vorzubeugen, so soll uns heut eine allgemeinere Aufgabe beschäftigen. Ich will versuchen, das Gesamte der den Müttern zufallenden Aufgaben mit kurzen Strichen zu kennzeichnen, wie es kurz unter dem Begriff „Mutterpflichten" sich umfassen läßt. — Naturgemäß erschiene es richtiger, an dieser Stelle eine Frau über dieses Gebiet sich aussprechen zu lassen, die, selbst Mutter, in dem eigenen Leben und Wirken der Größe und des Umfanges dessen sich bewußt geworden ist, was in Pflege und Erziehungsleistung die Mutter dem Kinde schuldig ist.

Wenn nun doch statt der Mutter der Arzt an dieser Stelle und zu dem Titel „der Mutterpflichten" zu Ihnen spricht, so geschieht dies deshalb, weil im Anschlusse an die oben Ihnen vorgeführten Ausstellungsgegenstände gerade wieder die hygienischen Beziehungen der Pflege in den Vordergrund gerückt werden sollen, sodann aber auch, weil vielleicht weniger noch von den eigentlichen Pflichten der Mutter als von dem Kindesrechte gesprochen werden soll, dem Rechte, das sich bezieht auf Erhaltung des gewonnenen Lebens, dem Rechte gedeihlich sich fortzuentwickeln, zu wachsen und gesund zu bleiben. — Mir persönlich liegt aber noch im besonderen Grade die Aufgabe recht, über das gekennzeichnete Kindesrecht zu sprechen, einmal, weil ich nur, wie ich wohl ohne Rühmens zu sagen vermag, die Verteidigung desselben in Wort und Schrift und Handeln zur Lebensaufgabe gemacht habe, noch weit mehr aber, um einer gleichsam mir obliegenden Pflicht zu genügen, übernommen von einer hervorragenden, vortrefflichen Frau, die viele Jahre hindurch Gedanken und Arbeit mit mir geteilt hat. War es doch meine eigene, zu früh dem arbeitsamsten Leben entrissene Gattin,

Clara Baginsky,

die in hingebender Liebe, still und bescheiden, aber unausgesetzt denkend und werktätig, an der Ausgestaltung der Säuglingspflege und Erziehung, der physischen nicht allein, sondern auch der gesamten Kindererziehung, mitgearbeitet hat. — Wer, wie ich, das Glück genossen hat, in gemeinsamer Tätigkeit 24 Jahre hindurch mit der Hochbegabten Gedanken und Ausübung in der Durchführung der Aufgaben des Kindesrechtes zu tauschen und zu teilen, dem geziemt es vielleicht, da, wo sie selbst nicht mehr reden und wirken kann, was sie mit mir als gut und recht erkannt, nunmehr auch anderen laut und vernehmbar zum besten kund zugeben. — Dies zur Entschuldigung dafür, daß ich das Wort hier nehme.

In einer Zeit, wo Schlagworte, wie „das Recht der Frau sich auszuleben“, „das Recht des Mutterwerdens und Mutterseins“ in vieler Frauen Munde sind und die

Gedanken nicht allein die eines Teiles der weiblichen Welt beherrschen, sondern auch zu Taten reizen, ist es dringendst geboten, auch die Kehrseite der Medaille, das Kindesrecht, ernstlichst ins Auge zu fassen und scharf zu kennzeichnen, — dem Mutterrecht das Kindesrecht gegenüberzustellen und zur Erwägung zu bringen, wie beide miteinander sich abzufinden haben. — So allgemein gefaßt wäre nun freilich, wollte ich das Kindesrecht in allen Teilen Ihnen entwickeln, der Vorwurf für einen einzelnen Vortrag schier zu groß, und selbst nur die Umrisse zeichnend, würde ich Stunden hindurch Ihre Geduld in Anspruch nehmen müssen und dennoch nicht fertig werden. — Dies soll es nun allerdings auch nicht sein. An dieser Stelle, in der Ausstellung für Säuglings= pflege, und mir als Arzt geziemt es in erster Linie, das Physische des Kindesrechts ins Auge zu fassen, das Ethische und Psychische des Kindesrechts nur, soweit es unumgänglich notwendig und zur Ergänzung des Physischen dient, zu er= wähnen und vielleicht nur zu streifen. Auch hier werden sich die der Mutter erwachsenden Pflichten als umfangreich genug ergeben, und eine Fülle von Aufgaben dürfte es sein, mit denen das Kindesrecht an die Tür der Mutterpflicht pocht.

Im ewigen und ununterbrochenen Kreislauf bewegt sich die lebende Welt. Von dem geborenen Kinde zum Jüngling und zur Jungfrau entwickelt sich der Mensch, vom Jüngling zum Manne und Gatten, von der Jungfrau zur Gattin und Mutter, und von der Mutter wieder beginnt mit dem geborenen Kinde der Kreislauf von neuem. — Wollen wir zweckentsprechend und Verständnis suchend in die Betrachtung von Mutterpflicht und Kindesrecht eintreten, so müssen wir, den Kreis gleichsam durchbrechend, an einer Stelle einsetzen und von hier aus das Gebiet vor unseren Augen aufrollen. Lassen Sie uns mit dem Zeitpunkt beginnen, den der schelmische Dichter in reizender Weise wohl unübertroffen schildert:

Dich hat die Hand der Venus berührt: sie deutet dir leise,
Daß sie das Körperchen bald, ach! unaufhaltsam verstellt;
Bald verdirbt sie die schlanke Gestalt, die zierlichen Brüstchen;
Alles schwillt nun; es paßt nirgends das neuste Gewand.
Sei nur ruhig! Es deutet die fallende Blüte dem Gärtner,
Daß die liebliche Frucht schwellend im Herbste gedeiht.

(Goethe.)

Die jugendliche Gattin schickt sich an, Mutter zu werden. Noch ist die Erwartung vielleicht eine unsichere; indes sind es doch seltsame ungewohnte Empfindnngen, die des Körpers sich bemächtigen. Fliegende Hitze, wechselnd mit Erbleichen der Wangen, Appetitmangel, Widerwille gegen bestimmte Speisen, Übelkeiten, plötzliches Erbrechen und allerlei andere Erscheinungen, deren Schilderung Sie mir wohl ersparen.

Der jugendliche Körper muß gerüstet sein, dem Un= behaglichen und selbst Schmerzhaften des Zustandes Wider= stand zu leisten; die erste Probe beginnt, ob wirklich gefestigte Gesundheit den Anforderungen des ersten Kindes= rechts, des beginnenden Lebens gewachsen ist; denn bald macht das Lebendigwerden sich deutlich fühlbar, und Körper wie Gemüt der beginnenden Mutter werden von Eindrücken erfaßt, mit denen das neue Leben seinem Dasein unverkennbar Geltung verschafft. — Wie singt doch der weiblich empfindsame Chamisso davon:

Kann es nicht begreifen,
Wie ich weinen kann;
Laß die feuchten Perlen,
Ungewohne Zier,
Freudehell erzittern
In den Wimpern mir.
Hab ob manchem Zeichen
Mutter schon gefragt,
Hat die gute Mutter
Alles mir gesagt,
Hat mich unterwiesen,
Wie, nach allem Schein,
Bald für eine Wiege
Muß gesorget sein. *)

____

*) s. Zitat: Ad. Baginsky: Leben des Weibes, bei F. Enke, Stuttgart.

„Die Wiege“ — ja wenn es mit dieser allein abgemacht
wäre. Es beginnt die Sorge um und für das in Aussicht
stehende Wochenbett, im vollsten Umfange der Aufgabe. —
Zum ersten Male vielleicht beschleicht das junge Weib die
ernste Sorge um ihr völlig unbekannte, fremdartige Dinge.
Gewiß hilft der herbeigerufene Arzt aus mit Ratschlägen
und Hilfreichungen; aber das Verständnis für all das,
was notwendig wird muß der jungen Mutter selbst kommen.
Sie muß begreifen lernen, daß Maßnahmen nötig werden, das
Lebendgewordene zu gedeihlicher, gesunder und vollkommener
Entwicklung zu bringen; in dem eigenen Körper beides hegend
und pflegend, mit sich selbst das zu erwartende Kind; die
eigene Ernährung, die Art, das Maß der Bewegung, die
Kleidung, die Hautpflege — alles, was sonst gleichgültig
erschien und nicht im entferntesten Gegenstand der Überlegung
war, wird mit einem Male wichtig und bedeutungsvoll.
Eine neue Wissenschaft tritt als Aufgabe an die junge zur
Mutterschaft sich anschickende Frau heran und Ernst wird,
was man früher nur vielleicht als Sport oder aus Rücksicht
auf jugendliche Äußerlichkeit und Schönheit getan und
gepflegt hat. — Die Kenntnis die und Ausübung der
Diätetik, die Lehre vom gesundheitsgemäßen Leben, noch
dazu mit der besonderen Rücksicht auf das sich entwickelnde
Kindesleben, ist zur ernsten und wichtigen Pflicht ge=
worden. Mitten herein in dieses von dem ersten Mutterglück=
empfinden gehobene Pflichtgefühl fällt wohl eine gewisse
Zaghaftigkeit und Bedrücktheit über das kommende Ereignis,
eine nicht völlig von der Hand zu weisende Ängstlichkeit
und Bangigkeit, die aber am ehesten durch klar erworbene
Sachkenntnis und durch eindringliches Verständnis selbst für
die vom Arzte gegebenen Anweisungen überwunden werden
kann. — Frohen Mutes, zum eigenen und zu des Kindes
Heil, soll die zum Mutterwerden sich anschickende Frau der
Geburt entgegensehen. Das gibt von Hause aus die besten

Garantien einer normalen und vollkommenen Kindes=
entwickelung. — Doch noch andere Sorgen und Aufgaben
tauchen auf. — Die Vorbereitungen für die Wochenbettstube
und die Herbeischaffung und Bereitung alles dessen, was
zu dem Empfange des Kindes nötig ist; zugleich aber auch
die Vorbereitung alles dessen, was des Neugeborenen nächste
Bedürfnisse und natürliche Ansprüche zu erfüllen imstande ist.

Die Einrichtungen der Wochenbettstube, auf Grund der
modernen Kenntnisse gestaltet, vereinigen sich, abgesehen von
dem Komfort und den Bequemlichkeiten für die Gebärende,
in der Durchführung dessen, was wir als Asepsis bezeichnen,
in der konzentriertesten und bis ins kleinste gehenden strengsten
Sauberkeit; zum Zweck der Beseitigung und Abhaltung feind=
seliger Krankheitskeime von Mutter und Kind. — Also auch
hier wieder ein Stück neuer Wissenschaft, das als Pflicht
für die Mutterwerdende sich aufdrängt; nicht mehr,
noch weniger als die Kenntnis eines Abschnittes der
Gesundheitspflege — der Hygiene. — Reinhaltung des
Bodens, der Wände, des Bettes und der Wochenwäsche
von Krankheitskeimen, mit vollem Bewußtsein und mit dem
Verständnis für Art und Verbreitung von Infektion, d. i.
was von der jungen Mutterwerdenden verlangt werden muß,
um ihrer selbst willen, denn ihr Leben kann davon ab=
hängen, daß kein Fehler gemacht wird, aber auch um des
Kindes willen, dessen Leben durch drohende Infektion nicht
minder gefährdet ist, wie das der Mutter. Es soll von mir
nicht übertrieben werden, nichts liegt mir ferner, als dies; es
soll nicht verlangt werden, daß die junge Mutterwerdende
sich in die große hygienische Wissenschaft vertiefe; keine Rede
davon, denn hierzu sind Arzt und sachverständige Pflegerin
da, alles in möglichster Vollkommenheit herzurichten; —
aber Einsicht in die wichtigsten hygienischen Fragen und
Bedürfnisse zum Verständnis dessen, was man als „Keim=
freiheit" bezeichnen muß, — dies muß verlangt werden;

und vor allem dazu die praktiſchen Handgriffe, die doch im einzelnen ſchließlich nur auf das hinauskommen, was gute Frauen von jeher und immer zu tun verſtehen und auszuführen bemüht ſind, ſtrenge Reinhaltung vom Staube und Unſauberen; — Scheuern, Waſchen, Bürſten und Staubwiſchen: — damit iſt die Aſepſis der Wochenbettſtube garantiert. — Immerhin iſt dieſes anſcheinend Alltägliche ein rechtes und echtes Stück der Hygiene.

Und nun zu den Bedürfniſſen der Kinder. — Zunächſt die Vorbereitung alles deſſen, was notwendig wird zur definitiven Trennung des geborenen Kindes vom mütterlichen Körper — die Vorbereitung für die Behandlung der Nabelſchnur und des Nabels —, ſodann für das Bad, für die Kleidung und last not least für die Ernährung.

Das Kind wird noch am mütterlichen Körper mit der Nabelſchnur haftend geboren; ſelbſtändig wird es erſt dem Leben gegeben, indem die Nabelſchnur durchtrennt wird. So wird in den erſten Momenten des geborenen Lebens dem kindlichen Körper gleichſam eine Wunde beigebracht und wie jede, ſo iſt auch dieſe kleine, der Nabelſchnur zugefügte Wunde der Infektion mit Krankheitskeimen zugängig. — Gewiß! die Mutter hat ſich eigentlich dieſer Wunde wegen zunächſt nicht Sorgen auszuſetzen; hier ſind Arzt und Hebamme die aktiven Perſonen; aber Verſtändnis muß von der Mutter verlangt werden auch für dieſen Teil der notwendig gebotenen Aſepſis; für die Herſtellung und Bereithaltung des aſeptiſchen, völlig keimfreien Nabelbandes, des Nabelverbandes, der Scheere, die die Nabelſchnur trennen ſoll! — Verſtändnis ſoll vorhanden ſein für die Gefahren, die mit der Nabelinfektion verbunden ſein können, für die Eitervergiftungen des Kindes vom ſchlecht und unrein behandelten Nabel her, für die Gefahren des Starrkrampfes, wenn Staubſchmutz vom Boden mit der Nabelwunde in Berührung gebracht worden. Nur Verſtändnis und Einſicht wird verlangt — aber dieſe ſind Mutterpflicht, — denn ſie ſind Kindesrecht.

So nun auch das Weitere, das alles hier auszuführen mir fern liegt; aber doch muß hingewiesen werden darauf, daß der Mutter obliegt zu wissen, wie des Kindes Wäsche bereitet sein muß, wie die Reinhaltung und Asepsis der Badewanne, des Bades selbst; die Kenntnis der Reinhaltung der Augen, der Ohren, des Mundes. — Unwillkürlich tritt der Gedanke immer wieder in den Vordergrund, daß die Frau, die Mutter werden will, gar vieles gelernt haben muß, was sonst abseits liegt oder wenigstens zu liegen scheint, von dem, was Frauen sonst zu lernen gewohnt sind, wenigstens in den Schulen; und doch ist es nicht gar unmöglich, daß die Schule schon imstande wäre, für den mütterlichen Beruf vorzubereiten, wenn unsere Mädchen in der Schule belehrt würden über die großen Grundregeln der Gesundheitspflege im allgemeinen und über die Aufgaben der Hausfrauen, Sauberkeit im Dienste der allgemeinen Gesund=heitspflege. Wie viel würde, wenn dies geschähe, von Krankheit verhütet werden in den Familien, nicht allein mit Rücksicht auf Wochenbettstube und Kinderpflege, sondern im Schutz vor den schweren Ansteckungskrankheiten der Kinder, im Schutz vor englischer Krankheit, vor Skrofulose und der furchtbaren Tuberkulose. So wird der Erwerb der Kenntnis eines guten Stückes der Gesundheitspflege eine der hervor=ragenden Pflichten der Frauen, zumal der zum Mutterwerden sich Anschickenden.

Noch ist von den Aufgaben der Mutterwerdenden für die Ernährung des geborenen Kindes nicht die Rede gewesen. Ich habe es absichtlich aufgespart bis zuletzt, weil ich hier etwas eingehender in die Sache eintreten will, weil ich gerade an diesem einen Stücke die großen und tiefgehenden Pflichten des Mutterseins zu beleuchten imstande bin.

Schon mitten in der Schwangerschaft und, je weiter nach der Geburt hin desto mehr, schicken die weiblichen Brüste sich an, indem sie gleichsam an dem mütterlichen Körper dem

Entwickelungsgange des Kindes sich organisch einfügen, dem Kinde die natürliche Nahrung vorzubereiten. — So weist die Natur das Kind hin auf die Nahrung aus der Mutterbrust — unabweislich und naturgesetzlich. — Des Kindes Recht ist die Nahrung aus der Mutterbrust; der Mutter Pflicht ist die Beschaffung, Erhaltung und Darreichung dieser Nahrung.

So ist die Aufgabe gegeben, schon während der Schwangerschaft Sorge zu tragen für die normale Gestaltung und beginnende Funktion der mütterlichen Brüste; weil aber Mutterbrust und Kindesgeburt zusammengehören, und weil Kindesgeburt des Weibes Aufgabe ist in der Erhaltung und Fortpflanzung des Menschengeschlechtes, so ist die sorgsame Pflege der Brust, zum Zweck der zur rechten Zeit sich einstellenden natürlichen Funktion der Frauen, natürlich gebotene Pflicht, vom Beginne der jungfräulichen Entwicklung bis zum eigentlichen Mutterwerden. — Von langer Hand muß, mögen der Kulturaufgaben auch anscheinend noch so verschiedene und mannigfaltige sein, die gesamte weibliche Diätetik darauf zugeschnitten sein, die Frauenbrust funktionsfähig zu erhalten. — Aber auch hier bedarf's, wie überall, wo die Natur ihre Gesetze zur Durchführung zu bringen beabsichtigt, keiner besonderen Zutaten durch der Menschen vielfach unbedachtes und ungeschicktes Handeln; nicht mehr soll geschehen noch weniger, als der Natur den freien angebahnten Weg zu lassen; nur schadend soll der Mensch nicht eingreifen, dann glückt alles von selbst. — So sehen wir die Mütter bei den von der Kultur nicht verkränkelten Völkern ihre Kinder an der Brust aufziehen, weit hinaus oft über die für uns angewohnte Zeit von einem Jahre; und nur wo unbedachte und törichte Gewohnheiten, Fehler in Lebensweise, Haltung, Kleidung, Arbeit und Ernährung unsere Kulturfrauen von der Jugend auf begleiten, mangelt es, versagt anscheinend das von der Natur geschaffene Muttergesetz.

Daß die böse Kultur dies verschulde, ist keine neue Klage; man lese nur, wie in der Verfallszeit der römischen Kaiserzeit die römischen Frauen die Fähigkeit verloren, gerade wie es jetzt bei uns der Fall zu sein scheint, ihre Kinder an die Brust zu nehmen, und wie sie für ihre Kinder griechische Dirnen (Graeculae) zur Aufzucht an gedungener Ersatzbrust herbeiholten. Man lese die damaligen Klagen, genau wie heut, um zu wissen, daß über Jahrhunderte und Jahrtausende hinaus das Menschengeschlecht bei gleichen Fehlern gegen die Natur den gleichen Mängeln unterliegt; — und warum auch nicht? Denn was sind der Natur Jahrtausende, wenn es sich um geschaffene Wesen, um Erhaltung der Arten handelt! Der Mensch ist der gleiche geblieben von der weitest zurückliegenden Zeit bis heute. — Seine Fehler, seine Mängel, seine Krankheiten wechseln wohl in engen Grenzen, und wandeln sich langsam, aber auch sie immer nur innerhalb der von der Natur gegebenen unwandelbaren Gesetze seiner Organisation.

Gewiß ist die Erfüllung der bedeutsamsten Mutterpflicht, die Darreichung der Brust für das Kind, unter den Bedingungen des sozialen Lebens keine leichte Aufgabe; ist sie doch stetig, dauernd; fesselt sie doch die Mutter nach Stunden an Kind und Haus. Auch muß mancherlei selbst hier noch gelernt und gewußt werden. Einige Kenntnis von dem Nahrungsbedürfnis der Kinder muß heutigen Tages die Mutter sich aneignen. Aber wie leicht ist dies erlernt, wie leben sich Kind und Mutter ineinander ein, und wie glücklich fügt sich alles! Wie groß der Lohn für die anscheinend so festen und doch so leicht und glücklich zu tragenden Beschränkungen und Fesseln. Wie schreibt mir doch in diesen Tagen eine Mutter, die fünf ihrer Kinder jedes über ein Jahr hinaus an ihrer Brust gestillt, genährt hat:

„Stillt Euren Liebling, Mütter, so rufe ich allen Müttern zu. Ihr glaubt, daß ihr dadurch häßlich werdet; gefehlt!

Ihr glaubt, daß Ihr von Vergnügen einbüßen müßt! Und wie viel müßt Ihr von Vergnügen einbüßen, wenn Euer Kind, weil Ihr es nicht selbst stillt, leidend und krank wird. Wenn andere Mütter in den heißen Sommermonaten voller Sorgen sind wegen der Milch, und der drohenden Sommer= durchfälle, so könnt Ihr ruhig schlafen. — Welches Wonne= gefühl, wenn Du, junge Mutter, Deinen Liebling an der Brust hast, und dabei herzen kannst; wenn die kleinen Händchen die Brust befassen, und die Augen Dir sagen, — das ist schön! Das Gefühl höchsten Glückes hat mich jedesmal über= kommen, wenn ich dem Kind die Nahrung gab. Mit nichts in der Welt wollte ich diese schönsten Stunden meines Lebens eintauschen." — So wird Mutterpflicht zum höchsten Mutter= glück! — Man glaube auch nicht, daß Beschränkungen in Lebensweise und Diät mit dem Stillgeschäft verbunden sind; alles fast, was frühere unbegründete Lehren an diätetischen Beschränkungen der Mutter auferlegen wollten, hat sich als irrig und überflüssig erwiesen. Vernünftige, gesundheits= gemäße Lebensweise, also, was Frau und Mutter selbst frommt, das ist, was das zu stillende Kind beansprucht, — nichts mehr! — Ja doch wohl, auch die Entsagung vom Alkohol, der in reicherer Menge genossen, dem Kinde sicher durch die Milch ernstlich schädlich wird; doch ist er auch der Mutter schädlich. Aber selbst hier kann ich nicht einmal der vollen Entsagung das Wort reden; ein erfrischender Löffel leichten, mit Wasser verdünnten Weines wird weder dem Kinde noch der Mutter schädlich sein, ist anders die Mutter von lang her daran gewöhnt. Nötig freilich an sich ist er nicht, ebensowenig wie der Genuß des Bieres. — Auch was von der Unfähigkeit der Mutter zum Stillen um eigener Krankheit willen früher gepredigt worden ist, hat sich nicht als stichhaltig erwiesen. — Nur ganz vereinzelte Krankheits= formen können vielleicht vom Stillen abhalten, wie die Epilepsie, die Tuberkulose oder eitrige Brustdrüsenentzündungen —

andere kaum je, und so ist auch hier keine Beschränkung. —
In der Wiederkehr der Mütter zum Stillen ihrer Kinder
liegt der eigentliche Schutz gegen Säuglingssterblichkeit Sind
doch, wie die neuere Medizin gelehrt hat, in der Muttermilch sogar Stoffe enthalten, welche dem Kinde Krankheitsschutz gegen Infektionskrankheiten, wie Masern, Keuchhusten u. a.
wenigstens für einige Zeit gewähren. — Wie man es auch
betrachtet und faßt, überall nur Nutz und Segen. Nicht
viele Pflichterfüllung im Leben wird so belohnt, wie Darreichung der Mutterbrust.

Nun freilich, wie die Sachen augenblicklich liegen —
bei der vielfach verfehlten Erziehung unserer Mädchen und
Jungfrauen mag es vorkommen, daß der natürliche mütterliche
Quell versagt, daß, was die Natur so unbedingt eingerichtet
hat, künstlich unterdrückt ist. — Da soll dann der fremden
Frau Brust — der Amme — das Fehlende ersetzen.

Von jeher und bis zurück zur Römerzeit ist das Ammenwesen verpönt, verächtlich gewesen, und doch hat es sich
seither immer erhalten. — Wie sprechen sich doch aber unsere
modernsten Frauen über das Ammenwesen aus?! „Die
Degeneration der bürgerlichen Gesellschaft*), sagt Lily Braun,
hat rapide Fortschritte gemacht; die Brüste der Mütter sind
immer häufiger leer, teils weil die Sünden der Vorfahren
sich an ihnen rächen, teils weil ungesunde Erziehung und Lebensweise sie ihrer Naturkraft beraubt hat. Nach wie vor ist
aber auch Vergnügungssucht und Eitelkeit stärker als das
Bewußtsein der Mutterpflichten, und statt dem Kinde zu
geben, was die gütige Natur für es geschaffen hat, wird
ein Ersatz dafür gesucht. Mit Geld erkauft sich alles in
dieser besten der Welten, auch die Muttermilch, und so ist
die Ernährung fremder Kinder mit der dem eigenen Kinde
entzogenen Milch zu einer Lohnarbeit geworden! Dieselbe

---

*) Lily Braun: Die Frauenfrage, 1901, Leipzig, S. 412.

Gesellschaft, die auf ein gefallenes Mädchen herabsieht, die die Heiligkeit der Familie von allen Kanzeln predigt, züchtet künstlich, weil sie ihrer bedarf, die Unsittlichkeit, vernichtet das einfache Ehrgefühl, zerstört die Familien, denen sie die Mütter entreißt, opfert das Leben Tausender vielleicht physisch und geistig gesunderer Kinder ihren so und so oft durch und durch degenerierten Sprößlingen."

Ist auch hier viel schief Angesehenes, viel Übertreibung, denn kaum je wohl wird ein Mädchen aus Berufswahl zur Amme oder wird gar zur Amme gezüchtet, — so liegt doch darin viel Wahres, daß der Amme Kind, das arme, dem reichen, der Mutterbrust entbehrenden hintangesetzt, wenn nicht gar geopfert wird, weil doch seine Chancen des Lebens mit der Entziehung der eigenen Mutterbrust unendlich vermindert werden.

Hier freilich gibt es mit einemmale eine volle Abhilfe, und man müßte den Staat, der doch sonst jetzt in sozialen Fragen mächtig und hilfskräftig eingreift, dazu aufrufen, gesetzlich es festzulegen. — Zur Ammenbrust, so sollte ein soziales Gesetz lauten, darf nur diejenige Mutter Zuflucht nehmen, nur die Familie darf für ihr Kind einer Amme sich bedienen, die sich verpflichtet, das Ammenkind mit aufzunehmen, und an der eigenen Mutterbrust zu belassen. — Der Mehrzahl der wirklich brauchbaren Ammen wird es leicht, zwei Kinder zu ernähren; ja für kränkliche und dürftige Kinder, sie sind es doch meist, die von zarten der Muttermilch ermangelnden Frauen stammen, kann es von Segen sein, wenn es in dem Ammenkind einen Partner an der Brust hat, weil ihm die Ammennahrung viel zu reichlich fließt und ihm die Gefahren der Überfütterung drohen.

Ich will das Thema der Ernährungsfragen nicht bis ins Einzelne sonst ausspinnen, habe ich doch in meinen zwei vorangegangenen Vorträgen an dieser Stelle bereits eingehend davon gesprochen; nur das will ich noch betonen, daß auch für die Ernährung an der Ammenbruſt vielfach Sachkenntnis der Mütter vorausgeſetzt werden muß. — Die Überwachung der Ammen vor ſittlicher Verfehlung während des Still= geſchäfts, vor boshafter Nebenfütterung mit künſtlichen Nähr= mitteln, die Art und die Häufigkeit des Anlegens, die Feſt= ſtellung der Nahrungsfülle — dieſes und hunderterlei anderes — gar nicht zu reden von der geſamten Taktik der Haltung und Behandlung der Ammen im Hauſe, welche oft den größten Schwierigkeiten unterliegt, — all dies will gelernt ſein, all dies fällt in das, wie Sie ſehen, immer umfangreicher ſich geſtaltende Gebiet der „Mutterpflichten.“

Und nun gar, wenn nicht eine Amme an die Stelle der Mutterbruſt tritt, ſondern wenn die künſtliche Ernährung, die Aufpflege mit einer artfremden Milch, wie Kuhmilch oder Ziegenmilch, oder gar künſtlichen Surrogaten und Miſchungen, wie Fettmilch, Pflanzenmilch, Rahmgemenge, Kindermehlen, herangeholt wird, um das Kind zu ernähren. — Welche Fülle von Gefahren birgt die künſtliche Ernährung, und welche Maſſe von Kenntnis gehört dazu, denſelben zu begegnen. Die ſorgſame Beſchaffung guter Milch ſelbſt vorausgeſetzt, erheiſcht die Haltung derſelben im Haushalte die allergrößte Sachkenntnis und Umſicht, die Zubereitung, die Abmeſſung der Mengen, die Art der Darreichung nach Einteilung der Tageszeiten; und nun die große Sorge um die Aſepſis der Geräte, die Reinhaltung der Flaſchen, der Sauger — dieſes und tauſend anderes ſetzt ein nahezu eingehendes theoretiſches und praktiſches Studium voraus. — Der Arzt kann wohl beratend und verordnend zur Seite ſein, aber an der praktiſchen konſequent korrekten Durchführung liegt alles, und wehe dem Kinde, deſſen Mutter glaubt, von Sachkenntnis frei, ſich der künſtlichen Ernährung bedienen zu dürfen. Hier wird es volles Kindesrecht, zu verlangen, daß die Mutter ſich mühe, ſachverſtändig zu handeln. Die Mutter aber hat die Pflicht, des Kindes Recht auf Leben und Gesundbleiben zu achten und ihm nachzukommen.

Genug von den Andeutungen über die Schwierigkeiten der künstlichen Ernährung! Es ist so einfach sich derselben bewußt zu werden. — Lassen Sie uns nun noch einen Augenblick bei dem Kinde verweilen, das sich anschickt, aus der eigentlichen Säuglingszeit heraus, aus dem ersten Lebensjahre in das zweite überzutreten, — gleichviel ob es an der Mutterbrust gewesen oder mit künstlicher Ernährung erhalten worden ist. — Die Überführung in die andere, derjenigen der Erwachsenen sich annähernde Ernährungsweise ist in jedem Falle schwierig, und auch hier wird eine erkleckliche Masse von Kenntnis und Erfahrung zur Mutterpflicht. — Die Zeit ist herangekommen, das Kind hat eine Reihe von Zähnen im Munde, die es anweisen auf zu kauende Nahrung. Fort mit dem Lutschen und Saugen, fort mit Mutterbrust und Flasche. — Was soll gegeben werden? Wann, wie oft? Wie viel? — Das sind die Fragen, die auftauchen und der Erledigung harren. — Der Arzt kann beraten, selbst eine Pflegerin kann helfen, aber doch eigentlich ausführen muß die Mutter, und so muß sie sachverständig werden, — sie muß lernen und beobachten, was dem Kinde frommt; zuweilen selbst gegen Rat und Hilfe von Arzt und Pflegerin muß sie dem so vielfach verschiedenartigen Anspruch ihres eigenen Kindes gerecht zu werden lernen. Es gibt wohl gewisse Grundsätze der Ernährung, aber keine Schablone, und jeder Mensch bedarf anderer Mengen von Nahrung und vielleicht auch anders zusammengesetzter Speisen, um seinen Körper aufzubauen und zu erhalten. — Da sieht dann das gebildete und erfahrene, das in der Beobachtung des Kindes geübte Mutterauge, was rechtens ist, und gar oft muß die Mutter abweichen von dem sonst Gewohnten. Freilich auch hier und gerade um die Zeit, von der ich rede, verständig und wirklich pflichttreu, im Interesse des eigenen Kindes. — Denn nun beginnt die

eigentliche Zeit der Erziehung. Nicht vom Willen, von Eigen=
sinn und Launen des Kindes darf es abhängen, was ihm
geboten werden darf, sondern von dem, was ihm wirklich
dient und bekömmlich ist.

Erziehung! Wie viele Mütter sind sich der heiligen
Pflicht der Erziehung voll bewußt? Wie vielen fehlt es an
den Grundbegriffen?! Wie viele glauben zu erziehen und
sind doch nichts mehr, als die am Gängelbande der eigenen
Kinder einhergehenden, selbst mit fortgezogenen Begleiter;
nichts mehr! Prägen doch nicht die Mütter den Kindern
den vernünftigen Willen, sondern die Kinder den Müttern
den Eigenwillen auf. — Man glaubt wohl oft, daß die Er=
ziehung noch zu früh einsetze, wenn sie schon den Säugling
zu beeinflussen versucht; und doch, wer aufmerksam über
Kindern wacht, merkt fast schon in den ersten Tagen des
Daseins der Kinder, wie stark zwar noch unbewußte Lust=
und Unlustempfindungen zur Äußerung von Willensbestrebungen
Anlaß geben. — Man nehme nur den kaum Geborenen mehr=
mals in den Nächten auf, und wird überrascht sein, wie bald
derselbe aus dem Zufälligen das Gesetz machen will, wie es
gleichsam als Recht fordert, was ihm nur zufällig geboten
ist. — Mit Geschrei meldet es sich, und gibt man ihm nach,
so wird das wiederholte Verlangen alsbald zur Plage. —
So mit der Nahrungsforderung, so mit dem Wiegen und
hundert anderen kleinen Einzelheiten. — Dies lehrt, daß die
Erziehung zu beginnen habe, fast möchte man sagen, mit dem
Tage der Geburt, und daß sie konsequent den bewußten Willen
des Erwachsenen dem unbewußten Triebe und Empfinden des
Kindes aufzulegen habe, um das Kind zum Rechten zu leiten. —
Wer will leugnen, daß hier gelernt werden müsse, und daß
nur gelernt werden kann, indem man sich mit der Psyche
des Kindes beschäftigt, genau so, wie man sich mit den phy=
sischen Anlagen und Funktionen des kindlichen Organismus
zu beschäftigen hat. — So tritt ein neues Gebiet mütterlicher

Pflicht in den Vordergrund. Verständnis für die Psyche des Kindes und erzieherische Beeinflussung im Sinne und in der Richtung der dem Kinde innewohnenden und in Verlangen und Benehmen zum Ausdruck kommenden Anlagen. — Auch hier gibt es gewisse Grundregeln und allgemeine Gesetze, an denen man sich halten kann. — Gehorsam sein muß das Kind lernen von frühester Zeit an und fühlen muß es lernen, daß des Erwachsenen vernünftiger Wille un= ausweichlich zur Durchführung gelangt. Wer mit dem Kinde lange spricht und es zur Durchführung des vernünftig Ge= wollten durch Fragen und gleichsam durch Erlaubnisbitten anregen will, wird fast nie etwas, meist das Umgekehrte er= reichen von dem, was das Kind soll. Bei dem jungen Kinde führt nur das Handeln zum Ziel, rasch, sicher, bestimmt und unausweichlich. — Ich könnte Ihnen Stunden und, fast möchte ich sagen, Tage hindurch erzählen von durch „Verziehen" künstlich krank gemachten Kindern. Sie füllen mehr als die eigentlich Kranken meine Sprechstunden. Und doch habe ich nur ein einziges Beispiel eben aus den Grundregeln der Er= ziehung angezogen. So gibt es der Grundregeln hundertfältige. Und doch, welche Mutter möchte wohl das Kind nach all= gemeinen Grundregeln erziehen wollen, und welches Unheil würde auf solche Weise gestiftet werden. — Jedes Kind ist anders von Charakter, jedes will besonders angefaßt, beson= ders geleitet werden. Dazu aber gehört Beobachtung, Ver= ständnis und liebevolle Vertiefung, dauernd, stetig und un= aufhörlich in das kindliche Wesen, und zwar jedes einzelnen besonders. — Dazu noch die Aufgaben der eigentlichen För= derung in Spiel und Wissen, in Entwicklung von intellektueller Fähigkeit und geistigem Können. — Das meiste fällt der Mutter zu zu leisten, insbesondere in den allerersten Lebens= jahren des Kindes. Sie, die Mutter ist's, die

„Lehret die Mädchen und wehret den Knaben".

Die Mutter ist's, die teure, deren Pflicht hierzu in An=

spruch genommen wird, denn der Vater ist meist fern und in Berufstätigkeit, auch geht ihm, dem Vater, vielfach das feinfühlende Verständnis und die Vertiefung ab, die der Mutter eigen ist; ferner fehlt ihm zumeist die Geduld. So ist es die Mutter, die das Kind den Umgang lehrt, ihm Manieren beibringt, die Mutter, die es beten lehrt, beten und arbeiten, — die Mutter, die es die Religion lehrt mit der Moral, ihm die Grundlagen der Ethik beibringt, nicht zu lügen, aufrichtig zu sein und nichts Böses zu wollen, den Neid zu lassen und kindischen Trotz, Hochmut und Eitelkeit; — die Mutter ist es aber auch, die das Kind zur Schule bringt, die ihm die ersten Schriftzüge zeigt und überwacht, dies und tausend anderes. — Mit dem wachsenden Kinde wächst die Fülle der Aufgaben. Tritt das Physische ein wenig in den Hintergrund, obwohl auch dies nur scheinbar ist, so tritt das Psychische desto ernster mit Forderungen an die Mutter heran; überall, wie man erkennt, neue Pflicht und neue, reiche Aufgaben. — So bei einem Kinde; nun gar, wenn mehrere vorhanden sind, wenn sie in Altersstufen nur wenig auseinanderliegen, und jeder Altersstufe das Eigenartige in der Entwicklung geboten werden muß. — Da sind der Aufgaben andere für den heranwachsenden Knaben, andere für das Mädchen; dort ist die vorbereitende Entwicklung des männlichen Wesens, die körperliche Abhärtung, die Stählung von Mut und Ausdauer Gegenstand der mütterlichen Überlegung und Fürsorge, hier die Leitung zum Schicklichen, zur Anmut und lieblichen Gefälligkeit. — Ich will absichtlich nicht weiter reden über die eigentlich erzieherischen Aufgaben und Pflichten nach der geistigen Richtung hin, soll mir doch als Arzt nur obliegen, lediglich über das Physische zu handeln, wiewohl begreiflicherweise beides sich kaum voneinander trennen läßt; denn soviel leuchtet ein, daß für die Mutter mehr noch als für Schule und Lehrer obenan steht, bei den Kindern zu entwickeln und heranzubilden: Mens sana in

corpore sano, — glückliche Kinder, gesund an Leib und
Seele! — Und wieviel gehört dann dazu von Kenntnis und
Vertiefung in die gesamte Wesenheit des Kindes, gerade für
die Altersstufen, die ich in diesem Augenblicke im Sinne habe,
die Kenntnis der normalen gesundheitsgemäßen Kleidung und
durch diese das Fernhalten von fehlerhaftem Wuchs und ge=
samter körperlicher Rückständigkeit. Verschuldet doch die ver=
fehlte Kleidung vieles in der Geradhaltung der Kinder, und
hat sich der Mutter Aufmerksamkeit um deswillen zu erstrecken
vom ersten Korsett an bis auf das Strumpfband und Schuh=
werk; bei Knaben aber und Mädchen wiederum so, daß unter
Zurückdrängen des Eiteln und Gezierten für Ordnungsliebe
und Reinlichkeit Sinn und Aufmerksamkeit geweckt wird.

Wie sagt doch Rückert:

<blockquote>
Rein gehalten dein Gewand,
Rein gehalten Mund und Hand,
Rein das Kleid von Erdenputz,
Rein von Erdenschmutz die Hand,
Sohn, die äußere Reinlichkeit
Ist der inneren Unterpfand.
</blockquote>

Dies aber zu lehren und zu leiten ist der Mutter wich=
tige Aufgabe.

Dies alles, so höre ich gerade von weiblicher Seite ein=
wenden, ist ja doch nicht so schwierig, nicht so umfangreich,
und vieles macht sich bei sonst schon verständigen Kindern
von selbst. — Übung und Beispiel erleichtern hier alles, oder
vieles. Wer wollte dies leugnen? Leicht wird die Arbeit
der vernunftgemäßen Ernährung und sonstigen Lebensführung
der Kinder in glücklich geregeltem Haushalte und in glück=
licher Ehe, in welcher des Vaters führender Einfluß der
mütterlichen Erziehungsarbeit zur Seite steht. Indes liegt
in letzter Linie die Aus= und Durchführung des Verständigen
und Guten doch lediglich bei der Mutter; sieht man es doch,
wie hilflos das Haus wird, selbst der Gatte mit den Kindern,
wenn ein herbes, unglückliches Geschick der Familie die Mutter

entreißt; habe ich doch selbst das Furchtbare erfahren und
weiß es einzuschätzen, wie unersetzlich selbst dem bereits heran-
gewachsenen Kinde die mütterliche Führung wird!

Und nun noch zu einer anderen Seite der Betrachtung. —
Nicht immer fügt es ein gütiges Geschick, daß alles den normalen, gleichmäßig ungestörten Weg gehe. Gibt es doch der
Kinderkrankheiten, selbst der fast unvermeidlichen und gleichsam dem Menschengeschlecht mit auf den Lebensweg gegebenen,
gar manche. Kaum je bleibt ein Kind frei von Masern, nur
gar wenige frei von Scharlach und allerlei anderen Infektionskrankheiten, insbesondere in dem Großverkehr der Schulen in
der Großstadt. Auf wen anders, als auf die Mutter fällt
die Schwere der Sorge und Pflege für das erkrankte Kind?
Nicht als ob ich verlangen wollte, daß die Mutter die
Krankenpflege wirklich lernen und verstehen soll. Die Mutter
ist, so fremdartig Ihnen dies ausgesprochen erscheinen mag,
immer eine schlechte Krankenpflegerin, selbst wenn sie die
Kinderpflege wirklich erlernt hat. Unruhe und Sorge um
das eigene erkrankte Kind stört die notwendige Stetigkeit,
ja die notwendige Strenge der Pflege, die Durchführung
der oft peinlich erscheinenden ärztlichen Anordnungen. —
Darum ist es besser, wenn eine fremde sachverständige Hand
am Krankenbette des Kindes die Pflege führt; ist doch auch
die Krankenpflege zu einer eigenen Wissenschaft herangewachsen,
die als Beruf vieler Frauen Leben ausfüllt, die wirklich erlernt sein will und die in stetiger praktischer Übung erst zur
Vollkommenheit geführt werden kann. — Daher soll die
Mutter die eigentliche Krankenpflege der Berufspflegerin überlassen. — Aber Verständnis für die Krankenpflege ist von
der Mutter zu verlangen, Einsicht in den Grund der vom
Arzte getroffenen Anordnungen und mancherlei Kenntnis des
Technischen. Dann kann die Mutter die Pflege der Kinder
verständig überwachen, auch wohl hier und da zu Hilfe
kommen, — und dies soll sie und muß sie vermögen. —

Dies erreicht aber keine Frau, die nicht einigermaßen etwas
gelernt hat von dem Bau des menschlichen Körpers und von
den Funktionen der Organe, die nicht gelernt hat, worin die
hauptsächlichsten Quellen der Erkrankungen liegen, die nicht
soweit wenigstens Umschau und Einsicht genommen hat, daß
sie weiß, was die moderne Naturwissenschaft und ärztliche
Kunst lehrt über Krankheitsursachen und Krankheitsentwicklung.
Mit der Einsicht in das ärztliche Tun wächst auch die Liebe
zu der Durchführung der ärztlichen Anordnungen, und es fällt
die Vermeidung des Schädlichen wie eine reife Frucht der
verständig vorgebildeten Mutter in den Schoß. Dann sind
auch die Handreichungen leicht, die das Krankenbett so vielfach erheischt, und es wird vor allem leicht, der Krankenpflegerin um des Kindes willen zu Hilfe zu kommen. Damit
aber ist viel häufiger, als man ahnen möchte, der Heilerfolg
angebahnt, wenn nicht gesichert. — Wie viele Mütter gibt
es, die keine Ahnung haben von der Krankenküche, und doch
wie notwendig ist diese Kenntnis; denn was soll es mit der
Krankenpflege, wenn nicht einmal das Notwendigste in der
Küche geleistet werden kann? Hier ist es die Mutter, die
Sorge zu tragen hat, vielfach sie ganz allein, weil auf nie-
mand wirklich Verlaß ist. — Gar nicht zu reden von anderen
Dingen, von Reinlichkeit im Krankenzimmer, von Wäsche,
von Schutz vor Weitertragen der Infektion im Hause durch
sorgsame Entfernung und Desinfektion schmutzig gewordener
Gegenstände. — So sind der Mutter Aufgaben am Krankenbett umfangreich und immerhin schwierig, und vieles will
gewußt, vieles gelernt und geübt sein. — Mut, Umsicht,
Ausdauer, Geduld, Seelenruhe selbst unter schwerster Kümmer-
nis und unter Sorgen, und wären sie auch nur äußerlich zur
Schau getragen, um die Umgebung aufrecht zu erhalten und
anzuspornen zu treuem Ausharren in Pflege und Dienst-
leistung — das sind die psychischen Leistungen, die hart-
geprüften Müttern in schwerer Zeit obliegen, Zeugnis und

Attribute edelster Weiblichkeit, Pflichten, sicherlich unvergleich=
lich schwer, aber auch dem höchsten, das Menschen zu erfüllen
haben, gleich zu achten.

So wachsen unter steter Mühewaltung und Pflicht=
erfüllung der Mutter die Kinder heran, so wird das
Mädchen zur Jungfrau, der Knabe zum Jüngling, und es
nähert sich die Zeit, wo beide dem Hause gleichsam ent=
wachsen, die Augen richten auf die Gründung des eigenen
Herdes. Und doch auch jetzt noch können sie nicht des mütter=
lichen Beistandes, der mütterlichen Sorge entraten. Stehen
ihnen doch die Gefahren des Lebens vielfach drohend
gegenüber, und soll doch besonders für die Jungfrau der
Mutter Rat und Sorge hineinragen selbst in die Zeit, wo
das frühere Kind sich selbst anschickt, die mütterlichen Pflichten
zu übernehmen. — An diesem Punkt führt uns die Betrachtung
unwillkürlich auf die Erörterung der Frage der sexuellen
Belehrung. — Was ist doch in den letzten Jahren in Wort
und Schrift über dies heikle Thema gesprochen und geschrieben
worden; wie verschieden die Anschauungen, wie mannigfach
wollen doch Mütter selbst bei dem jungen Kinde die schnelle
Aufklärung fast in den frühesten Jahren beginnen lassen, dem
Kinde erzählen, woher und wie es geschaffen sei, und dem
Knaben sowohl wie dem Mädchen. In einer Erörterung der
Frage in dem von mir geleiteten Verein für Schulhygiene
haben Mütter mit Stolz sich dessen gerühmt, daß sie ihrem
sechsjährigen Mädchen Aufklärung und Erzählung gegeben
hätten darüber, woher es gekommen, wie es entstanden sei; und
Lehrer wie Ärzte waren bemüht, darzustellen, daß unter dem
Schutze gleichsam des naturwissenschaftlichen Lehrens auch des
Menschen Entstehungsgeschichte, Liebesleben und Liebestun
je nach der Altersstufe der Lernenden den Schülern bei=
zubringen sei. — Ich kann die ganze Auffassung nicht, noch
weniger die Methode billigen; schon um deswillen nicht,
weil sie nicht erreicht, was das Ziel ist, die unbefangene

Erörterung des Sexuellen und die Einführung in die Geheimnisse des Liebeslebens. — Vom naturwissenschaftlichen Unterricht zum Sexuellen, vom Wissen zur Aufklärung über Liebeswerben und Liebesempfinden führt keine Brücke, und was aus der Entstehungsgeschichte von Pflanze und Mensch der heranwachsenden Jugend gelehrt wird, hat niemals mit dem Berührung und Verbindung, was den Jüngling zur Jungfrau führt. Darum kann die Belehrung in der Entstehungsgeschichte wohl vor sich gehen; aber das Liebesleben lasse man unberührt. — Man störe nicht die Unbefangenheit, nicht die unberührte, köstliche und so einzig sichere Unschuld der Jugend; man erhalte sie so lange wie möglich, so lange, bis zur Zeit der Reife der Mutter obliegt, der Jungfrau zu sagen, was die weibliche Reife bedeutet, welche Erscheinungen sie zeitigt und endlich, was die Ehe mit sich bringt. — Der Mutter Aufgabe ist es, die zur Ehe sich anschickende Tochter über sexuelles Leben aufzuklären; ihr allein kann es gelingen, das Reine rein zu erhalten und die von der Natur eingesetzten Pflichten im Dienste der Erhaltung der Geschlechter aufzuklären und zu lehren. — Den Jüngling mag der Vater belehren zur rechten Zeit, indem er ihn warnt: Schütze und hüte Dich vor dem Übel und halte Dich frei und fern vom Ungehörigen und Bösen, denn hinter den anscheinenden Freuden und der Lust stehen schlimme Feinde für Gesundheit und Leben und drohende Gefahren.

Ist doch nichts leichter zu lehren als dies, daß Keuschheit nicht allein eine Tugend ist, sondern Gesundheit an Leib und Seele. — Bei dem Jüngling aber, den die Mutter bisher geleitet hat, in unserem Sinne, wird des Vaters Lehre nicht vergebens sein. — Damit ist es genug der sexuellen Belehrung.

Wir haben, wie mir fast scheinen will, einen weiten Weg zurückgelegt. Schon vieles habe ich auf die Schultern der Mutter gelegt, und zu schwer fast scheint mir die Bürde;

und doch wird sie an der Hand der Liebe leicht getragen.
Kommen doch ergänzend zur Mutterpflicht sogar noch die
Pflichten gegen den Gatten in der Ehe; denn ohne Gatten=
pflicht keine Mutterpflicht; man rede nicht vom Recht auf
Mutterwerden für das Weib, ohne Pflicht zum Gatten. Das
Weib, das lediglich Mutter werden will, der Pflicht zum
Gatten sich entschlagend, ist in bitterster Täuschung befangen;
niemals wird sie dem Endziel ihrer Wünsche wirklich nahen
können, und traurig entbehren selbst die besten Frauen in
durch den Tod oder durch soziale und persönliche Verhältnisse
zerstörter oder verhinderter Ehe die Grundlagen, den Boden, auf
dem wirkliches Mutterglück sich aufbaut. Ich gebe gern zu, daß
eine Frau sich des Kindes zu freuen vermag, das sie geboren
hat — auch außer der Ehe, und ohne die Liebe des Gatten;
freut man sich doch jedes lieblichen Kindes, das man erzieht.
— Indes ist solches Mutterglück nur eitel Surrogat, schwäch=
licher Ersatz für das eigentliche, das wirklich Menschen
beglückende, — die Fortführung geliebten Lebens in dem
eigenen Kinde. — Wie eben in dem Kinde sich nicht der Mutter
Eigenart allein, sondern das Gemisch der Eigenart von Vater
und Mutter darstellt, so wird auch das Mutterglück nur
wirklich vollkommen, wo des Vaters Wesen und Sein der
Mutter Liebe besitzen und ihr Glück ausmachen. — Mit
dieser wenigstens, aus meiner Erkenntnis und meiner, von der
eigenen Gattin vielfach mir bestätigten Lebensanschauung
heraus sinkt, glaube ich, das Recht zum Mutterwerden
zum mindesten auf ein nur wenig begehrenswertes Niveau.
— Arme Frauen, die vom Surrogate leben wollen oder, —
was vielleicht noch beklagenswerter ist, — leben müssen! —
Wahres Mutterglück aber und Mutterpflicht, sie schmelzen
zu einem Ganzen zusammen, das eine unvollkommen ohne
das andere.

So wird die Mutterpflicht und die Erfüllung dessen,
was Mutterpflicht erheischt, zur höchsten Lebensaufgabe des

Weibes, weil sie sein ganzes Sein ausfüllt, und das Leben reich und vollkommen ausgestaltet. — In der Mutterpflicht vermag das Weib sich wirklich auszuleben, nicht allein für sich, sondern auch für die Nachwelt Glück und segensreiche Zukunft schaffend. Darum haben von jeher, um der Kinder willen, Mütter die höchsten Opfer nicht gescheut, und bis in die ältesten Zeiten menschlichen Daseins zurück weiß die Geschichte von Müttern zu rühmen und zu erzählen, die selbst da, wo sie die Kinder in den Tod gehen ließen, in der höchsten Pflichterfüllung menschlichen Daseins, den höchsten Ideen zu Liebe, für Wahrheit, Religion, für Vaterland und Volk, mit dem schwersten aller Opfer diesen Ideen zum Siege verhalfen. So überwindet Mutterliebe und Mutterpflicht selbst den Tod.

Und nun lassen Sie uns, nachdem wir diese Einsicht gewonnen haben, jetzt an die Frage herantreten, wie Mutterpflicht sich mit dem vereinen lasse, was die jüngste, moderne Zeit beansprucht, mit der Entwickelung und Ausbildung der Frau für die Berufstätigkeit? Wo bleibt, frage ich, bei dem Umfange der bisher doch nur skizzenhaft und in wenigen Strichen im engen Umfange dieses Vortrages, vor unseren Augen vorbeigeführten Pflichtaufgaben für die Frau Zeit und Möglichkeit, zur Erlernung und Ausübung, zur wirklichen, vollkommenen, wie das Leben es einmal erheischt, des Berufes?

Nach meiner Auffassung ist hier die Klippe; hier glaube ich, gibt es nur eines: Entweder — Oder —! Mutter oder Beruf! Beides vereint, ist nicht möglich, immer wird, bei dem Versuche, beides zu vereinen, das eine hinter dem anderen zu kurz kommen. Man erzähle mir nicht und rede nicht von Frauen, die beides geschickt und vollkommen zu vereinen verständen. Nach außen hin mag es so scheinen; vielleicht gibt es auch wirklich einige gottbegnadete Naturen, denen das schier Unmögliche gelingen kann. Im allgemeinen wird es immer mißlingen, und selbst diejenigen, die nach außen hin den Schein tragen, als sei ihnen der Wurf gelungen, mögen vor dem scharfprüfenden und in das Innerste des Seelenlebens hineinblickenden Auge nicht zu bestehen. Gerade wir Ärzte nehmen Einblick in Verhältnisse, die sonst nicht bekannt werden, und wir sehen oft genug die tief klaffenden Lücken des durch die Berufsarbeit der Frau gestörten Familienlebens.

Im übrigen bedarf es an dieser Stelle gar nicht des männlichen Urteils. Eine hervorragende, hocheingeschätzte Frau, Ellen Key, hat selbst den Kampf aufgenommen und schärfer kann selbst des eifrigsten Mannes Urteil über Frauenberufsleben, gegenüber der Mutterpflicht, nicht lauten, als es Ellen Key niedergelegt hat. — Nachdem sie die Unvereinbarkeit der Erzeugung einer kräftigen und gesunden Nachkommenschaft durch in Berufsarbeit erschöpfte Frauen an der Hand der Sterblichkeit der Kinder der Fabrikarbeiterinnen nachgewiesen hat*), spricht sie (S. 88) folgendermaßen:

„Wenn man überhaupt der Ansicht ist, daß Kinder immer noch zur Welt kommen sollen, und daß ein Heim in der Regel die letzten Möglichkeiten bietet, sie in den ersten Lebensjahren aufzuziehen — dann muß man grübelnd vor den jetzigen Konsequenzen der nach außen gekehrten Frauenarbeit Halt machen." Auch mir will scheinen, daß es sogar des Staates eigenste Rücksicht auf Selbsterhaltung heischt, Umschau zu halten, wie der Berufsarbeit der Frau im Interesse der Schaffung gesunder Nachkommenschaft und kräftigen Nachwuchses möglichst Einhalt geschehe.

Oder Ellen Key an einer anderen Stelle (S. 87): „Wir müssen in unseren Kulturplänen davon ausgehen, daß die Mutterschaft etwas Wesentliches für die Natur der Frau und

---

*) Das Jahrhundert des Kindes (S. 75).

die Art, wie sie diesen Beruf ausfüllt, von Wert für die Gesellschaft ist; und wir müssen auf Grund dessen die Verhältnisse ändern, die der Frau immer mehr das mütterliche Glück und den Kindern die mütterliche Pflege rauben. — Oder wir müssen davon ausgehen, daß die Mutterschaft nicht wesentlich ist — und dann mag alles fortgehen, wie es geht."

Oder S. 99: „Ich will — um der Frauen selbst willen, daß Frauen wie Männer ernst die gegenwärtige Sachlage durchdenken und einsehen, daß man in nächster Zeit eines von beiden wählen muß; entweder eine derartige Umgestaltung der Denk- und Arbeitsweise der jetzigen Gesellschaft, daß die Mehrzahl der Frauen der Mutterschaft wiedergegeben wird; oder die Auflösung des Heims und seine Ersetzung durch allgemeine Anstalten. — Ein Drittes gibt es nicht."

Ähnlich an noch anderen Stellen in den Werken Ellen Keys. — In den Anmerkungen zu dem Buche: Über Liebe und Ehe (S. 475) wird erwähnt, daß die junge Frauenwelt Amerikas der hochforcierten Arbeit in Schulen und Colleges und im Berufe durch Krankheit und Schwäche zu erliegen beginnt, und die intellektuelle Überarbeit auch zu einer immer weiter erstreckten Furcht vor der Mutterschaft führe. Freilich ist gerade in Amerika die Frau fast in alle Berufskreise eingetreten.

So scharf wird also auf die hier einander gegenüber tretenden Gegensätze hingewiesen. — Die Frage nach dem wirklich Besseren ist wohl kaum nötig, und es gibt in Deutschland wenigstens sicher nicht viele Frauen, welche, vor die Wahl gestellt, nicht die Frauenpflicht zur Mutterschaft höher einschätzten als die Berufsarbeit und den Beruf. — Freilich glückt nicht allen Frauen, das Bessere zu wählen; sie mögen in der Berufstätigkeit Ersatz finden, so gut und schlecht es eben gehe; auch dies ist ein Surrogat, mit dem sich Frauen abfinden; nur wollen nicht Frauen, die diesen

Erſatz vielleicht gefunden haben, auf andere, insbeſondere auf die Jugendwelt, ſo einzuwirken verſuchen, wie es jetzt vielfach geſchieht, daß ſie der Frauen wirklich heiligſten und höchſten Beruf minder einſchätzen lehren. —

So ſind wir am Schluſſe da angelangt, wo unſer Ausgangspunkt geweſen iſt. — Wie viel, wie oft habe ich mit meiner heißgeliebten Gattin gerade in den ſtürmiſchen Zeiten der Frauenkongreſſe über die einſchlägigen Verhältniſſe geſprochen. Klug und einſichtsvoll in allem hat ſie unbedingt ſich der Mutterſchaft, der Heiligkeit und Bedeutung der Mutterpflichten angenommn, und ſo möchte ich auch am Schluſſe einen Satz wiedergeben, den ſie geſprochen und ich aufgezeichnet habe:

„Glaube mir“, — ſagte ſie eines Tages zu mir, — „eine Frau, die in der Liebe ihres Mannes lebt, ihre Kinder erzieht, die Gattin iſt und Mutter, hat ein reiches Leben, das ihr ganzes Daſein auszufüllen vermag; denn beides iſt für die Frau und **bleibt** das Höchſte.“

Welche Grundsätze sollen die Mutter bei der Ernährung des Säuglings leiten?

Von

Dr. Bernhard Bendix,

Die einzige rationelle Ernährung des Säug=
lings ist die Ernährung desselben durch Menschen=
milch. Die Beweggründe, welche uns bei der Aufstellung
dieses Grundsatzes leiten, gewinnen wir nicht nur durch eine
Umschau und einen Vergleich mit der uns umgebenden Tier=
welt, sondern sie entspringen vor allem auch der Beobachtung
des täglichen Lebens, daß der natürlich ernährte Säugling,
das Brustkind, gegenüber dem künstlich ernährten, dem Flaschen=
kinde, außerordentlich im Vorteil ist. Wir wissen, daß das
natürlich ernährte Kind dadurch bevorzugt ist, daß es, ins=
besondere bei der Ernährung an der Mutterbrust, — aber
auch bei der Amme, — gewisse Schutzstoffe erwirbt oder
übernimmt, durch welche es vor den Gefahren und An=
steckungen des ersten Lebensjahres besser geschützt ist und den
Darmerkrankungen, dem großem Würgengel des Säuglings=
alters, leichter entrinnt, als das künstlich ernährte Kind, so
daß von Brustkindern nur 1 gegenüber 8 von Flaschenkindern
an Darmstörungen dahingerafft wird. Auch ist der Ent=
wicklungsgang des Brustkindes ein stetiger, wenig gestörter.
Und auch im weiteren Leben erwehren sich die Brustkinder
der Krankheiten besser als die Flaschenkinder. Im Hinblick
auf diese Vorzüge der natürlichen Ernährung dürfte

und müßte eigentlich ohne weiteres jede Mutter den dringenden Wunsch haben, ihr Kind selbst zu stillen.

Leider ist dem nicht so; im Gegenteil. Wir leben heute in einer Epoche, in der die natürliche Ernährung immer mehr und mehr zurückgeht, so daß von 100 Frauen im Durchschnitt nur noch 30 bis 35 ihre Kinder selbst stillen. Für Berlin ist z. B. seit dem Jahre 1885 allmählich die Zahl der stillenden Frauen von 50 bis auf 33⅓% heruntergegangen. Die Gründe, welchen diesen unzweckmäßigen Zustand gezeitigt haben, liegen nicht etwa hauptsächlich in der Unfähigkeit der Mütter zu stillen, resp. in der Unergiebigkeit ihrer Brust, in einer Degeneration der Brustdrüse, wie Bunge und Hegar annehmen wollen, sondern sie sind zum größten Teil bedingt durch Unerfahrenheit der Mütter oder durch falsche Belehrung derselben. Bei den wirtschaftlich Schwachen sind sie in der Mehrheit geschaffen durch den bisher unabwendbaren Zwang, daß auch die Frau durch Arbeit außerhalb des Hauses einen Teil des Lebensunterhaltes mit erwerben muß. Nur in seltenen Fällen wird durch Mangel an Pflichtbewußtsein dem Kinde die Mutter als Ernährerin entzogen. An der ungenügenden Aufklärung der Mütter sind zum kleinen Teil gelegentlich auch die Ärzte selbst schuld, welche in den letzten Jahrzehnten, beeinflußt durch die scheinbar günstigen Er=folge der künstlichen Ernährung, seit Einführung des Soxhlet, oder nicht einig in ihrem Urteil über die Fähigkeit und Nütz=lichkeit des Selbststillens, nicht mit der nötigen Energie für die natürliche Ernährung eintreten. In bei weitem stärkeren Maße als einzelne Ärzte schaden indessen und sündigen gerade=zu nicht gar so selten Hebammen und Kinderwärterinnen, welche bisweilen direkt der Mutter abraten vom Stillen, in anderen Fällen vollkommene Irrlehren über die Möglichkeit und Fähigkeit zum Stillen und über die Vorschriften des Stillens verbreiten.

Bezüglich der Frage nach der Stillfähigkeit muß in erster

Linie prinzipiell hervorgehoben werden, daß jede Mutter, mit Ausnahme der mit Tuberkulose behafteten, grundsätzlich in der Lage ist, das Stillgeschäft zu übernehmen. Auf der anderen Seite haben wir in den letzten Jahren, ganz besonders durch die Erfahrungen in Säuglingsheimen und Säuglingskrankenanstalten lernen können, 1. wie groß bei richtiger Anleitung der Prozentsatz der Frauen ist, die nähren können, falls der Wille vorhanden ist, und 2. wie ergiebig die Milchproduktion ist, wenn die Brustdrüse in der geeigneten Weise gereizt wird.

Für die allgemeine Praxis hat sich durch Beobachtungen und Versuche in Säuglingsanstalten ganz besonders die Tatsache ergeben, daß eine Frau, auch wenn in den ersten Tagen und selbst in den ersten Wochen nach der Entbindung die Milchabsonderung ihrer Brust eine vollkommen unzureichende ist, mit der Zeit durch weiteres regelmäßiges Anlegen und damit in Pausen eingeleitete erneute Reizung der Brustdrüse schließlich doch noch eine reichliche und ergiebige Absonderung erzielt werden kann, die sogar bisweilen so steigerungsfähig ist, daß die Milchmenge für mehrere Kinder ausreichend wird. In solchen Fällen von anfangs unzureichender Milchsekretion hat man früher in der Privatpraxis die Hoffnung auf die Möglichkeit der Stillfähigkeit sehr bald aufgegeben und ist zur künstlichen Ernährung übergegangen. Aus in Säuglingsheimen gesammelten Kurven läßt sich ablesen, wie sich die Milchproduktion einer Frau in den ersten Tagen und Wochen von 100 und 150 Gramm pro Tag allmählich bei stetem und regelmäßigem Anlegen von einem oder mehreren Kindern auf ⅛, 1, 2 und sogar 3 Liter pro Tag steigern läßt.

In vielen Fällen besteht auf Seiten der Mutter der rege Wunsch, ihrem Kinde den Segen der natürlichen Ernährung zuteil werden zu lassen, indessen wird sie durch ihre soziale Lage gehindert, sich demselben als Nährmutter zu erhalten. Diesem Mangel wird durch Fürsorgebestrebungen

in der Weise Rechnung getragen, daß die Mütter bei
materieller Notlage durch Unterstützung aus städtischen oder
privaten Hilfsquellen in die Möglichkeit versetzt werden, zu
Hause zu bleiben und ihr Kind zu stillen. Die materielle
Unterstützung der wirtschaftlich schwachen Mutter als Mittel zur
Hebung der natürlichen Ernährung im Volke versuchen neben
anderen Städten ganz besonders Berlin und Charlottenburg,
welche durch die Ausgabe von „Stillprämien" in Form von
Naturalien oder barer Geldunterstützung die Frauen mehr
für die natürliche Ernährung heranziehen und bei materieller
Notlage ihnen die Möglichkeit des Stillens gewährleisten
wollen. Wenn der gute Wille vorhanden ist, gesellschaftliche
Rücksichten, die zeitweise der Stillenden unbequem sind,
beiseite gesetzt werden, und durch richtige Belehrung die
Mutter von dem Gedanken erfüllt wird, daß sie mit der
Frauenmilch ihrem Kinde die beste, für sein Gedeihen und
seine Gesundheit förderlichste Nahrung gibt, können wir sicher
sein, daß die Zahl der selbststillenden Frauen sich binnen
wenigen Jahren auf das Doppelte und mehr erhebt.

In den Fällen, wo an Stelle der Mutter zur Ernährung
des Kindes eine Amme eintritt, muß darnach gestrebt werden,
die für das Kind passende Amme zu erhalten. Ich ver-
stehe darunter für ein schwaches Kind eine „leicht gehende"
Brust, aus welcher der Säugling ohne große Anstrengung
das ihm notwendige Milchquantum absaugen kann, und für
ein kräftiges Kind eine „schwer gehende" Brust, bei welcher ein
schwaches Kind zuviel Kraft aufwenden müßte, um die erforderliche Milch zu erhalten, beim kräftigen Kind diese Kraftauf-
wendung und dieser Kräfteverbrauch aber gerade nötig ist,
um es vor Überernährung zu behüten. Da die Möglichkeit
nicht immer gegeben ist, derartige passende Ammen zu erhalten,
so möchte ich hervorheben, daß die Mutter bei einem Mißverhältnis zwischen Widerstand der Brust und Saugkraft des
Kindes sich nicht davor scheuen sollte, das Ammenkind, auf

Wochen wenigſtens, mit in ihr Haus zu nehmen, um hierdurch
die ſonſt in Betracht kommenden Fehler und Mängel, welche
dem eigenen Kinde und häufig auch der Amme ſchaden, aus=
zuſchließen. Wenn ein ſchwaches Kind an eine „ſchwer
gehende“ Bruſt gelegt wird, ſo bekommt es nicht genug Nahr=
ung, ermüdet bald und entwickelt ſich ſchlecht. Von der
Amme wird nicht reichlich genug Milch abgeſaugt, und es
kommt daher zur Stauung in ihrer Bruſt, zum Verſiechen
der Milch. Läßt man jedoch das kräftige Ammenkind vor
dem ſchwachen an die Bruſt legen, dieſelbe durch dieſes
ordentlich aufziehen und zum Teil entleeren, ſo erhält das
ſchwache Kind beim ſpäteren Anlegen ohne Mühe das er=
forderliche Quantum. Umgekehrt ſteht es bei „leichtgehender
Bruſt“ und kräftigem Kind. Hier bekommt das Kind mit
ſehr geringer Anſtrenguug ſehr bald nicht bloß reichlich,
ſondern zu viel Nährmaterial, und es treten durch allzureich=
liche Nahrungsaufnahme die Folgen der Überernährung ein.
Trinken unter ſolchen Verhältniſſen 2 Kinder, dann iſt die
Gefahr der Überernährung ausgeſchloſſen.

Um ſich in den einzelnen Fällen über die abgetrunkenen
Nahrungsmengen zu orientieren, beſitzt man das einfache
Mittel, das Kind vor und nach dem Trinken zu wägen und
aus der Differenz der beiden Gewichte das abgetrunkene
Quantum zu berechnen.

Bei beſtehendem Mißverhältnis von kräftigem Kind und
leicht gehender Bruſt iſt man häufig erſtaunt, welche abnormen
Mengen das Kind gegenüber dem Normalquantum abtrinkt.

Um ein Urteil zu haben, welche Mengen normal und
welche anormal ſind, muß man natürlich die Zahlen unter
geſunden Verhältniſſen kennen. Ich halte es für wertvoll,
ſich einige feſtſtehende ſehr wichtige Daten dem Gedächtnis
einzuprägen. Erſtens: ein geſundes Bruſtkind trinkt im
großen und ganzen vom 3. bis 4. Monat an überhaupt
nicht mehr als ein Liter Flüſſigkeit. Und weiter: Ein

Kind von 8 Wochen trinkt rund 800 g. Von der 8. Woche rückwärts gerechnet trinkt es in jeder Woche ungefähr 50 g weniger, d. h. in der 7. 750 g, in der 6. 700, in der 5. 650, in der 4. 600 g. Geht man von der 8. Woche immer 4 Wochen weiter, so trinkt das Kind stets 50 g mehr, also in der 12. Woche 850 g, in der 16. 900, in der 20. 950, und in der 24. erreicht es dann 1000 g = ein Liter, das es nur selten überschreitet. Bemerkenswert ist, daß diese Werte auch die Zahlen darstellen, nach welchen man sich bei der künstlichen Ernährung zu richten hat!

Auch wenn die heute von so vielen Seiten angestrebten Bemühungen, die Frauen mehr zum Selbststillen zurückzuführen, von reichem Erfolg gekrönt sein werden, so wird immer noch ein großer Teil von Kindern übrig bleiben, denen der Segen der natürlichen Ernährung nicht zuteil werden kann, und die daher künstlich, d. h. mit der Flasche, aufgezogen werden müssen.

Sprechen wir zunächst von dem Nährmaterial, welches für die künstliche Ernährung heranzuziehen ist, so kann gegenüber den vielen Kindernährmitteln, welche im Handel sind, und von denen viele unter der falschen Flagge des „besten Ersatzes der Muttermilch" segeln, nicht genug betont werden, daß für die natürliche Ernährung nur ein Ersatz in erster Linie in Betracht kommt, das ist die verdünnte oder in späterer Lebenszeit unvermischte Kuhmilch. Ich möchte nicht falsch verstanden werden, gewiß, es kann auch in bestimmten Fällen zur diätetischen Versorgung des Kindes, ganz besonders in kranken Tagen, einfaches Mehl und Kindermehl, wie es im Handel ist, nützlich sein. Aber eins muß immer und immer wieder scharf hervorgehoben werden gegenüber einer sich häufig aufdrängenden Reklame: daß diese Mittel nie und nimmermehr ein vollwertiger oder überhaupt ein Ersatz der Frauenmilch sind. Sie kommen in der Hauptsache nur zur Verdünnung der Milch oder in

kranken Tagen des Kindes — und zwar nur auf genaue
Verordnung des Arztes und niemals ohne diese — in Betracht.

Die Frage nach den Mengen, welche das Flaschenkind
erhalten soll, ist bereits bei der natürlichen Ernährung ge=
streift worden. Die Quantitäten bleiben ungefähr die gleichen
wie dort. Bezüglich der Abmessung der Mengen möchte ich
einen Punkt hervorheben, bei welchem auch selbst der Arzt
leicht in einen gewissen Schematismus verfällt, das ist die
Dosierung der einzelnen Mahlzeit, welche für gewöhnlich
jedesmal genau in gleicher Weise abgemessen und bestimmt
wird. Zur Erklärung dieses Satzes möchte ich ein Beispiel
geben. Wenn der Arzt für einen Säugling von 8 Wochen
eine Tagesmahlzeit von 800 g vorschreibt, welche in 6 Porti=
onen verschenkt werden soll, so werden von der Mutter oder
von der Wärterin diese 800 g in genau 6 Teile, also bei
6 Portionen in je ca. 135 g, geteilt und dem Säugling pro
dosi immer genau dieselbe Menge gereicht.

Bei der natürlichen Ernährung liegen aber die Verhält=
nisse ganz anders. Wenn man die Mengen beachtet, welche
der Säugling jedesmal von der Brust absaugt, so sind diese
untereinander sehr verschieden, und richten sich je nach dem
Nahrungsbedürfnis. So kommt es z. B. vor, daß der Säug=
ling des Morgens nach einer langen Nachtpause 250 bis 280 g
von der Brust abtrinkt, und bei der nächsten Mahlzeit kaum den
dritten Teil, und ähnliche Differenzen können sich verschiedene
Male des Tages wiederholen. Ich schlage deshalb vor, dieses
Moment auch einigermaßen bei der künstlichen Ernährung zu
berücksichtigen, indem man — beim Soxhletgebrauch — die
Portionsflaschen nicht gleichmäßig füllt, sondern deren Inhalt
um 30 bis 50 g differieren läßt. Man biete dann am
Morgen nach der langen Hungerpause dem Kinde zuerst eine
volle Flasche, um ihm als zweite eine weniger gefüllte zu
reichen. Nach Aufnahme der geringeren Menge der zweiten
Flasche wird sich wohl bei der dritten Mahlzeit wieder

Appetit auf eine volle Flasche einstellen. Auch wird man bei der Leerung nur einer halben Flasche bei der nächsten Mahlzeit eine volle anbieten usw. Und so werden die ungleichmäßig gefüllten Flaschen zweckentsprechend verteilt werden können.

Neben der Nahrungsmenge ist die zweite wichtige Frage bei der Ernährung die Pause, welche zwischen den einzelnen Mahlzeiten eingehalten werden muß. Jeder Magen, und daher auch der Säuglingsmagen, bedarf nach der Nahrungsaufnahme einer gewissen Zeit zum Verarbeiten und zum Verdauen, und nach dieser anstrengenden Arbeit einer Ruhepause, um den bei der Verdauung tätigen Kräften, Verdauungsdrüsen, Muskelapparaten usw. eine angemessene Erholung bieten zu können. Nur bei Beobachtung dieser Vorsichtsmaßregel ist es möglich, einen so komplizierten Apparat wie den Verdauungsschlauch vor Überanstrengung zu bewahren und vor Krankheiten zu behüten. Die häufigsten Fehler, sowohl bei der natürlichen wie der künstlichen Ernährung, werden durch zu häufiges Verabreichen der Nahrung bedingt. In den meisten Fällen, wenn ich mich bei der Mutter erkundige: „Wie oft reichen Sie dem Kinde die Brust?" so erhalte ich bei Arbeiterfrauen fast regelmäßig die Antwort: „So oft das Kind kommt", und wenn ich weiter frage: „Wie oft kommt das Kind?" so höre ich: „Alle halbe Stunde, alle Stunde!" Die sozial besser gestellte Frau, die durch die Pflegerin oder den Arzt einigermaßen instruiert ist, antwortet mir sehr häufig: „zweistündlich", oder auch sie nimmt es mit der Zeit nicht so genau. Da wir aber wissen, daß sich ein Säuglingsmagen bei natürlicher Ernährung nicht vor 2 bis 2½ Stunden, bei künstlicher nicht vor 2½ bis 3 Stunden vollkommen entleert, so muß man als Minimalzeit zwischen den einzelnen Mahlzeiten eine Pause von 3 Stunden beanspruchen, besser noch ist es, man hält eine solche von 4 Stunden ein. Außerdem muß natürlich eine Nachtpause von mindestens

6 Stunden vorgesehen werden. Füllt man den Magen vor
3 Stunden wieder, ehe er entleert und zur Ruhe gekommen
ist, mit neuem Nahrungsmaterial, so kommt es durch An=
häufung von Verdauungsrückständen zur Gärung und Zer=
setzung des Mageninhalts und Weiterbeförderung desselben
in den Darm, zur Schwächung des Verdauungsapparates, zu
Verdauungsstörungen, die bisweilen allmählich und schleichend,
in anderen Fällen plötzlich und stürmisch die Gesundheit des
Säuglings gefährden und seinen Tod herbeiführen können.

Wenn ich angeführt habe, daß eine Pause von 3 Stunden
das kleinste Intervall von Mahlzeit zu Mahlzeit sein soll, so
möchte ich hervorheben, daß der Inhalt dieser Vorschrift sein
soll nicht etwa: „Nahrung alle 3 Stunden!“ sondern:
„Nahrung nicht vor 3 Stunden!“

Ich möchte damit dem Umstand vorbeugen, daß die
Mutter, genau nach der Uhr, alle 3 Stunden dem Kinde
Nahrung verabreicht, und es, sobald diese Zeit herum ist,
auch wenn es schläft, aus dem Schlafe reißt und ihm die
fällige Portion verabreicht. Sobald ein Kind schläft und
nicht nach Nahrung verlangt, kann es ruhig, ungefährdet
seiner Gesundheit, die Pause nach seinem Belieben verlängern.
Ich betone dies ganz besonders deshalb, weil ich häufig
genug in der Praxis höre, daß das Kind unbarmherzig,
sobald die Uhr das Zeichen für den Ablauf der dritten oder
vierten Stunde giebt, aus dem Schlafe genommen und mit
Nahrung versorgt wird.

Die dritte Frage, welche uns bei der künstlichen Er=
nährung interessiert, ist die, in welcher Mischung wir die
Nahrung des Säuglings verabreichen sollen. Eine genaue
Vorschrift hierüber läßt sich nur von Fall zu Fall in Ab=
hängigkeit von dem Alter und dem Gewicht des Kindes
durch den zu Rate gezogenen Arzt geben. Nur das eine
möchte ich als wichtig für das Allgemeininteresse herausgreifen:
daß es nämlich, selbst für das früheste Lebensalter, prinzipiell

falsch ist, dem Säugling zu verdünnte Milch zu verabreichen. Das was dem Nahrungsgemisch durch allzustarke Verdünnung an Nährkraft entzogen wird, läßt sich durch größere Mengen nur zum Schaden des Säuglings ersetzen. Als Grund für die übermäßige Milchverdünnung hört man die Mutter häufig angeben, daß ihr Kind, wenn die Milch zu fett sei, an Verstopfung leide, und daß dieselbe, wenn schon vorhanden, durch steigende Konzentration noch gesteigert würde. In dieser falschen Besorgnis verdünnt bisweilen die Mutter die anfangs gereichte $\frac{1}{2}$ Nahrung allmählich immermehr bis auf 1 Teil Milch und 5 oder 6 Teile Wasser, so daß schließlich für den Säugling ein Nährstoff zum Ansatz kaum noch übrig bleibt.

Außer der chemischen Verschiedenheit der Frauen- und Kuhmilch, welche sich hauptsächlich dadurch zu erkennen gibt, daß die Frauenmilch nur $\frac{1}{3}$ des Eiweißes der Kuhmilch und ungefähr $1\frac{1}{2}$ mal so viel Zucker als letztere enthält, welche Differenz durch Verdünnung mit Wasser und durch Zuckerzusatz auszugleichen versucht wird, sind die beiden Milcharten vornehmlich noch dadurch ungleichwertig, daß die Kuhmilch mit Schmutzkeimen, Ansteckungsstoffen und Krankheitserregern beladen ist, welche sie erwirbt von dem Moment des Abmelkens bis zur Verabreichung an das Kind.

Diese bei oder nach der Melkung erworbenen Schädlichkeiten der Kuhmilch haften der Frauenmilch nicht an, weil sie direkt von der Brust in den Mund des Säuglings geleitet wird.

Die Ausstellung für Säuglingsfürsorge hat die Mittel und Wege gezeigt, welche von Ärzten, Hygienikern, Tierärzten und Molkereibesitzern angestrebt worden sind, um eine reine, möglichst keimfreie, wie wir sagen, aseptische Tiermilch zu gewinnen.

Durch welche Mittel diese Sauberkeit der Kuhmilch erreicht wird, und inwieweit diese Bestrebungen durch Erfolg gekrönt worden sind, sehen wir in Musterställen, wie sie in Berlin z. B. am Viktoriapark (Ökonomierat Grub), in der Berliner Milchkuranstalt (früher Hellersdorf) und bei Bolle gehalten werden. Hier bietet sich außerdem die Gelegenheit, die verschiedenen Methoden zur Abtötung der Keime in der Milch, die Sterilisation (Erhitzung bis 100 Grad) und die Pasteurisierung (Erhitzung zwischen 65 und 70 Grad) aus eigener Anschauung kennen zu lernen.

Der springende Punkt aber, um welchen es sich nach der Vernichtung der Keime in der Milch durch eines der genannten Abtötungsverfahren handelt, ist die Konservierung der Milch, die Verhinderung der Neuentwicklung von Keimen nach dem Erhitzen. Die Erhaltung einer einwandsfrei gelieferten Milch wird erreicht durch Kühlhalten derselben und durch sauberstes Umgehen mit derselben beim Umgießen, Mischen usw. bis zum Verbrauch.

Genaue Details über das Konservierungsverfahren der Milch und über ihre Zubereitung im Hause sind bereits durch die Ausführungen der anderen Herren Vortragenden gegeben worden und können hier nachgesehen werden.

Zum Schluß meiner Ausführungen möchte ich zwei wichtige Faktoren noch hervorheben, welche der Mutter einen Wink geben über die gesunde Entwicklung ihres Kindes. Es handelt sich einmal um die Beachtung der Entleerung des Säuglings, welche aus ihrer normalen Form als schöner gelber zusammenhängender, breiförmiger Stuhl, durch Krankheiten bis zum grüngelben, weißgelblichen, reingrünen, schleimigen, eiterigen oder blutigen verändert werden kann.

Der zweite Faktor, welcher für die Mutter bei Beurteilung der Gesundheit ihres Kindes sehr in Betracht kommt, ist das Gewicht im ersten Lebensjahre, das unter normalen Verhältnissen ständig in die Höhe gehen soll. Hierüber orientiert in einfacher Weise eine Säuglingswage. Für ängstliche Mütter möchte ich ganz besonders betonen, daß es zwecklos ist, von Tag zu Tag das Gewicht des Säuglings feststellen zu wollen, weil bei täglicher Wägung durch Darm-Blasenfüllung usw. Schwankungen nach oben und unten nicht ausgeschlossen sind, welche das Urteil vollkommen trüben. Dagegen erlaubt die Bestimmung des Gewichtes von Woche zu Woche eine Schätzung, ob der Entwicklungsgang des Säuglings ein normaler ist. Das Gedeihen des Säuglings, welches naturgemäß in Abhängigkeit steht von seinem Geburtsgewicht, wird variiert in mäßigen Grenzen auch von der individuellen Veranlagung des Säuglings. Immerhin aber ist man in der Lage für ein normal sich entwickelndes Kind eine sogenannte Normalkurve aufstellen zu können. Diese geht etwa in der Weise in die Höhe, daß ein Säugling ungefähr mit 26 Wochen sein Anfangsgewicht verdoppelt und am Ende des ersten Lebensjahres dasselbe verdreifacht.

In dem kurzen Rahmen dieses Vortrages ist es ausgeschlossen, auf Details in der Ernährungsfrage des Säuglings einzugehen, aber in großen Zügen wollte ich streifen, welche Anhaltspunkte für die Nahrungsmengen, für die Nahrungspausen im großen und ganzen maßgebend sein sollen, und wie keine Nahrung übertroffen wird durch die natürliche, durch die Ernährung mit Frauenmilch.

Die Ernährung des Säuglings an der Brust.

Von

Dr. med. et phil. Leo Langstein.

Ich möchte heute in Ihrem Kreise ein Thema besprechen, das sozial von der größten Bedeutung ist, von dessen Verständnis die Zukunft der Generationen in nicht geringem Grade abhängt, das Thema der natürlichen Ernährung. Es sind einige Jahre her, daß der Baseler Physiologe Bunge eine Schrift herausgab, die ungeheures Aufsehen erregte. Sie behandelte die zunehmende Unfähigkeit unserer Frauen, ihre Kinder zu stillen. An statistischem Material glaubte Bunge bewiesen zu haben, daß die Frau immer mehr der Degeneration verfalle, und daß die Abnahme der Stillfähigkeit ein wichtiges Zeichen dafür sei. Ich möchte hier ganz von den theoretischen Erklärungsversuchen absehen, die Bunge damals anführte, von der ursächlichen Bedeutung des Alkoholismus. Ich möchte nur in dieser Versammlung die Tatsache betonen, daß die Bungesche Ansicht unrichtig ist, und daß wir uns im Interesse des Fortschrittes der Menschheit von ihr frei machen müssen. Neuere gründliche Untersuchungen in den Säuglingsheimen — insbesondere auch an dem Säuglingsheim Schöneberg — haben vielmehr gelehrt, daß die große Mehrzahl der Frauen, wohl über 70 Prozent, imstande ist, ihre Kinder zu stillen, wenigstens teilweise zu stillen resp. in den ersten Monaten zu stillen.

Gar zu oft hören wir hier und dort, wenn wir eine Frau fragen, warum sie denn ihrem Kinde die Brust nicht gereicht habe, die Ausrede: „Ach, es hätte doch nicht gereicht", oder von einer anderen: „Ich habe mich zu schwach gefühlt". Hier ist es unsere Aufgabe, gegen tiefwurzelnde Vorurteile, die in diesen Aussprüchen zutage treten, anzukämpfen. Es ist dies eine schöne Aufgabe der Ärzte, der Volksaufklärung. Gibt es überhaupt einen Grund, der das Stillen der Frau verbietet? Darauf muß geantwortet werden, daß die wissenschaftliche Forschung nur einen einzigen Grund anerkennt, die Tuberkulose der Mutter. Schwäche, Blutarmut, Nervosität, Kreuzschmerzen, die so oft angeführt werden, sind keine stichhaltigen Gründe gegen das Stillen; im Gegenteil, diese Beschwerden hören dort oft auf, wo die Mutter sich die Mühe genommen hat, der ihr von der Natur übertragenen Aufgabe, deren sie sich aus sittlichen Gründen nicht entziehen sollte, zu obliegen.

Ist es ein Grund, nicht zu stillen, wenn die Nahrung nicht ausreicht, wenn das Kind nicht seinen vollen Bedarf befriedigen kann? Wir müssen uns bei der Erörterung dieser Frage zunächst die andere vorlegen, wieso denn die Mutter zu dieser Anschauung kommt. Nun da sehen wir das Merkwürdige, dem wissenden Arzte fast Lächerliche, daß sie sich entweder auf ihr Gefühl, auf ihren Instinkt oder auf Meinungen von Nachbarinnen und anderen Beraterinnen verläßt, ohne die einzig zuständige Behörde darüber gefragt zu haben, den Arzt. Nur die genaue Bestimmung des täglich von dem Säugling getrunkenen Milchquantums mit Hilfe der Wage kann die Frage entscheiden, ob die Nahrungsmenge, welche die Brustdrüse liefert, zu einem gedeihlichen Wachstum ausreicht oder nicht. Ohne die notwendige Wägung vorgenommen zu haben, ist diese Entscheidung aber unmöglich. Daran müssen Sie ebenso festhalten wie an der Tatsache, daß diese Milchmenge nicht gleich von Anfang an auszureichen braucht. Bei manchen Müttern, insbesondere bei Erstgebärenden, stellt sich die Ergiebigkeit der Brust erst relativ spät ein, erst in vier oder sechs Wochen, und da heißt es geduldig ausharren, auf die Gewichtszunahme im Anfang lieber verzichten, bis schließlich der volle Erfolg da ist. Denn jede künstliche Beinahrung ist ein unnatürlicher, keineswegs harmloser Eingriff in die Lebensverhältnisse des Kindes. Reicht aber trotz aller Bemühungen die Brustnahrung nicht zur Befriedigung des Nahrungsbedürfnisses aus, dann darf deswegen doch nicht auf sie verzichtet werden. Denn tausendmal besser bekommt dem Kinde eine künstliche Ernährung mit Zugabe von Muttermilch, als ohne letztere. Erstaunlich ist es, wie sich mit Konsequenz und Opferwilligkeit auch dort noch eine Brustdrüse zur genügenden Absondeung, zur Lieferung nicht unbeträchtlicher Milchmengen veranlassen läßt, wo alle — auch die Mutter trotz ihres redlichen Willens, zu stillen — die Hoffnung fast aufgegeben haben. Ich habe in meiner Praxis diesen Fall gesehen, eine Mutter mit Zwillingen betreffend, die, von der Meinung ausgehend, beide bekämen doch nicht genug, auf den Rat guter Bekannter, keinen Versuch mit der natürlichen Ernährung machte. Die künstliche Ernährung bekam den Kleinen nicht, und ich bekam diese im Alter von sechs Wochen in elendem Zustande in die Behandlung, zu einer Zeit, da jede weitere Fortsetzung künstlicher Ernährung den sicheren Tod bedeutet hätte. Obwohl sechs Wochen vergangen waren, habe ich die Mutter veranlaßt, an die Brustdrüse, die fast keinen Tropfen Milch mehr lieferte, die Kinder anzulegen, und siehe da, das Wunder geschah, die Brustdrüse kam wieder in Gang: durch den Reiz der hungrigen, saugenden Zwillinge angeregt, lieferte sie nach einem Monat eine Milchmenge, die vollends ausreichte, die beiden Kleinen großzuziehen und zu strammen, gesunden Kindern zu entwickeln.

Solch eine Erfahrung ist Goldes wert und sie mahnt eindringlicher als alle theoretischen Überlegungen, unbedingt feſtzuhalten an den Bemühungen, dem Kinde die Bruſt zu reichen, wenn auch anfangs der Erfolg nicht greifbar iſt. Auch vor dieſen haben die Götter oft den Schweiß geſetzt.

Es iſt aber auch nicht gleichgültig, wie die Ernährung an der Bruſt vollzogen wird; es genügt nicht, daß genügend Milch da iſt, ſie muß auch in richtigen Zeiträumen in der richtigen Menge dem Säugling zugeführt werden. Magdeburg, eine der Städte, die in jüngſter Zeit in den regen Konkurrenzkampf eingetreten ſind, die Säuglingsſterblichkeit zu bekämpfen, berichtet über recht intereſſante Erfahrungen durch den ausgezeichneten Arzt Dr. Keller, der dieſe Beſtrebungen der Stadt leitet. In Magdeburg iſt das Stillen ziemlich verbreitet, und doch ſterben ungefähr ebenſoviele Kinder im erſten Lebensjahre, als in anderen Großſtädten, die ſich dieſes Vorzugs nicht erfreuen. Keller hat die Urſache für dieſe Erſcheinung darin gefunden, daß die Technik der Ernährung in dieſer Stadt eine äußerſt mangelhafte iſt. Kaum eine Mutter war darüber unterrichtet, wie oft ſie ihrem Kinde die Bruſt zu geben habe, ſie tat es unregelmäßig und nach freiem Belieben. Wenn wir an dem Grundſatze feſthalten, dem Säugling nur fünfmal am Tage (6 Uhr früh, 10 Uhr vormittags, 2 Uhr mittags, 6 Uhr nachmittags, 9 Uhr abends) die Bruſt zu reichen, dann iſt ein Mißerfolg der natürlichen Ernährung faſt gänzlich ausgeſchloſſen. Fünfmal am Tage dem Kinde die Bruſt zu reichen, nachts nicht, müſſen die Grundprinzipien der Technik der natürlichen Ernährung ſein; nur dann läßt ſich entſcheiden, ob ein Kind die erforderliche Menge bekommt oder nicht, ob künſtliche Beinahrung gegeben werden ſoll, oder ob dieſe unnötig.

Noch auf einen Punkt möchte ich am Schluſſe meines Vortrages hinweiſen, einen Punkt, der eine ſchwere Gefahr bedeutet, die von uns Ärzten mit aller Kraft bekämpft werden muß: das iſt die unerlaubte Reklame, die mit einigen Nährmitteln von ihren Fabrikanten getrieben wird, die der Wöch

nerin ihr Fabrikat als einzigen Ersatz, als vollwertigen Ersatz
der Muttermilch anpreisen. Ich habe leider vor wenigen
Tagen in dieser Ausstellung eine Broschüre in die Hand be=
kommen, die sich mit Anpreisung einer Milch, eines künst=
lichen Nährgemisches, beschäftigt, der sogenannten Abmirable=
Milch, die in dieser Broschüre noch dadurch als besonders
bekömmlich charakterisiert werden soll, daß von der Mutter=
milch behauptet wird, sie wäre in manchen Fällen Gift.
Solche Dinge dürfen Sie nicht glauben. Sie müssen die=
selben in das Gebiet verweisen, in das sie gehören, in das
der Reklame. Es gibt keine verdorbene, keine schlechte
Frauenmilch, und wenn Kinder an der Brust nicht gedeihen,
dann hat es entweder seinen Grund in der mangelhaften
Technik der Ernährung oder in einer angeborenen Veranlagung
des Kindes, die aber nur dadurch behoben werden kann, resp.
nur dann in den mildesten Formen sich äußert, wenn das
Kind an der Brust bleibt. Wir kennen keinen Ersatz der
Muttermilch. Wir können ein Milchpräparat grob äußerlich
und in bezug auf seinen Fettgehalt, seinen Eiweißgehalt, seinen
Zuckergehalt der Muttermilch gleichmachen. Wir können ihm
aber nicht die Schutzstoffe verleihen, die in der Muttermilch
enthalten sind, die durch sie von der Mutter auf das Kind
übergehen und ihm die Macht verleihen, Krankheitskeime zu
vernichten. Wir können diese Stoffe zwar nachweisen, wir
wissen, daß sie in der Muttermilch vorhanden sind, aber wir
können sie nicht nachmachen, denn ihr chemischer Bau ist uns
noch ein Rätsel und wird es wohl noch lange bleiben.

Seien Sie überzeugt, daß der wirksamste Kampf gegen
die Säuglingssterblichkeit die Propaganda für die Ernährung
an der Brust ist.

Der Wert der natürlichen Ernährung für die Bekämpfung der Säuglingssterblichkeit.

Von

Dr. Paul Selter.

„Der erste Stoff, der menschlich Leben nährt, entquillt dem Busen des Weibes, das erste zarte Wort lehrt uns ihr Mund und unsre ersten Tränen hat sie getrocknet." (Byron.)

Ob das Dichterwort wohl heute noch für alle Kinder gilt, ob jeder Säugling noch das Recht auf seine Mutterbrust gewährt bekommt? Statistik und Erfahrung lehren uns anders.

Ein Gang durch die Ausstellung, die Lektüre des Katalogs und frühere Vorträge haben Ihnen schon gezeigt, daß die Höhe der Säuglingssterblichkeit zum weitaus größten Teile bedingt ist durch die Höhe der Sterblichkeit dieser Alters=klasse an Ernährungsstörungen. Die vom kaiserlichen Gesund=heitsamte hier ausgestellten Säulen, die ich Ihnen hier zeige, lehren, daß etwa $^3/_5$ aller im ersten Lebensjahre sterbenden Kinder Ernährungsstörungen erliegen, während nach dem Säuglingsalter nur noch ein Zehntel aller Sterbefälle diese Todesursache haben. Ähnliche Beispiele finden sich in der Ausstellung mehrfach. Diese hohe Sterblichkeit an Ernährungs=störungen ist aber vermeidbar, das beweist die Sterblichkeit der Säuglinge anderer Nationen, sowie die Sterblichkeit mancher Bezirke unseres Vaterlandes; denn diesen Störungen erliegen — auch das lehrt uns die Ausstellung an vielen

Stellen — nur die künstlich ernährten Kinder, die natürlich ernährten nur in verschwindendem Maße. Auch hierfür habe ich ein Beispiel der Ausstellung entnommen. Die Berliner Statistik weist unter 3737 an Magendarmkrankheiten im Jahre 1904 verstorbenen Säuglingen nur 144 mit Brust=milch, 162 mit Brust= und Tiermilch, dagegen 2360 nur mit Tiermilch ernährte nach. Sie finden ferner in der Aus=stellung eine Statistik des Westerwaldkreises mit einer Sterb=lichkeit der Brustkinder von 8 %, dagegen der künstlich ernährten von 20 %. Alle diese Zahlen und viele andere mehr reden eine laute Sprache. Sie sind ein mahnender Ausdruck von dem, was allen, die sich mit der Bekämpfung der Kindersterblichkeit befassen, längst bekannt ist, leider aber noch nicht Allgemeingut der gesamten Bevölkerung ist, nämlich daß die Säuglingssterblichkeit abhängig ist von der Häufigkeit der Brusternährung. Dem kann man noch weiter hinzufügen, was sich ziffermäßig in Ausstellungen schwerer bringen läßt, daß im allgemeinen die Erkrankungshäufigkeit der Brustkinder eine wesentlich geringere ist, daß dieselben kräftiger ins spätere Leben eintreten. Ein Beweis hierfür ist auch die Abhängkeit der Militärtauglichkeit von der Brusternährung. In Ärztekreisen ist es aber eine bekannte Tatsache, daß Brustkinder selten an Verdauungsstörungen oder deren Folgen erkranken. Wo solche vorkommen, treten sie fast stets in der Zeit der Entwöhnung auf. Von 100 darmkranken Kindern meines Klientels war kaum ein einziges ein Brustkind. Und das ganze Heer der das Säuglingsleben bedrohenden Erkrankungen verläuft gelinder, falls das Kind die Mutterbrust erhält. Der erfahrere Arzt weiß, daß Infektionen aller Art, Scharlach, Masern bis zu den Eitererkrankungen, äußerst gelinde beim Brustkinde auf=treten; daß Rachitis, Stimmritzenkampf es so gut wie gar nicht befallen, und dergl. mehr. — Doch noch etwas weiteres können wir aus den Ausstellungsstatistiken lernen. Das Kaiserliche Statistische Bureau zeigt uns die bedauerliche

Tatsache, daß in den letzten 25 Jahren die Sterblichkeit an akuten Magendarmkrankheiten und Brechdurchfall nicht nur keinen Rückgang, sondern eine Zunahme erfahren hat, während doch die Sterblichkeit an allen anderen Krankheiten ständig abzunehmen im Begriffe ist. Die Statistik nimmt als Grund hierfür einen Rückgang des Stillgeschäftes an. Und dieser ist in der Tat vorhanden. Nach der hier ausgehängten Berliner Statistik ist die Ernährung an der Mutterbrust in den letzten 15 Jahren von 50% auf 33% heruntergegangen. In meinem Wirkungskreise konnte ich vor einigen Jahren einen Rückgang des Stillgeschäftes von 90 auf 65% nach=weisen usw. Damit ist in der Tat das mitgeteilte uner=freuliche Faktum erklärt, daß die Sterblichkeit an Darm=erkrankungen, d. h. also die Sterblichkeit der Säuglinge einen Rückgang nicht erfahren hat. Und während auf der einen Seite alle die eifrigen wissenschaftlichen und praktischen An=strengungen von Ärzten, Chemikern usw. unzählige Einrichtungen, Präparate und Methoden zur künstlichen Ernährung ausar=beiteten und so die Erkrankungen des künstlich ernährten Säuglings zu vermeiden sich anschickten, während der soziale Wohlstand und so die Grundlage für eine zweckmäßige Pflege und Ernährung des Kindes wuchs, machte auf der anderen Seite der Rückgang der natürlichen Ernährung die erzielten Erfolge zu nichte. Also, verehrte Anwesenden, wo=hin wir auch blicken mögen, mit untrüglicher Deutlichkeit sehen wir, daß die Höhe der Säuglingssterblichkeit abhängig ist von der Häufigkeit oder Nichthäufigkeit der Brusternährung. Wir sehen weiter, daß die Häufigkeit des Stillens bei uns allenthalben im Rückgang begriffen ist, und deshalb die bisher gemachten Anstrengungen eine Herabsetzung der Sterblichkeit nicht zu bewirken vermochten.

Aber, wird man einwenden, wenn auch Erkrankungs= und Sterbefälle unter den jetzigen Verhältnissen bei natür=licher Ernährung geringer sind, wenn auch die Häufigkeit der natürlichen Ernährung bei uns abnimmt, wird es dann nicht möglich sein, die künstliche Aufzucht weniger gefährlich zu gestalten? Sie sehen in der Ausstellung eine Schar Nähr=präparate, Sie sehen die kostbarsten und wertvollsten Ein=richtungen und Apparate, die künstliche Ernährung des Säuglings zu leiten und zu sichern. Aber fragen Sie einmal, ob es damit möglich ist, etwas der Muttermilch auch nur an=nähernd Gleichwertiges zu schaffen. Wird es möglich sein, durch alle die wertvollen Schutzstellen, Säuglingsheime und dergleichen die Pflege und Ernährung so zu leiten, daß wir auf die Mutterbrust zu verzichten in der Lage sind? Wir müssen diese Frage unbedingt verneinen. Kopenhagen hat eine der großartigsten städtischen Milchversorgungen, aber die Säug=lingssterblichkeit ist trotzdem sehr hoch. In Frankreich, dem Mutterlande der Säuglingsfürsorge, gründeten sich vor länger als einem Jahrzehnt Institute, die sich die Beschaffung und Verteilung von guter Säuglingsmilch zur Aufgabe machten, die Gouttes de lait. Aber diese erreichten zunächst nicht den gewünschten Rückgang der Säuglingssterblichkeit, und in richtiger Erkenntnis der Sachlage haben seither die Gouttes de lait die Verteilung der Milch von der ärztlich erkannten Unmöglichkeit des Stillens abhängig gemacht, wie das jetzt auch die neu eingerichteten Berliner Schutzstellen tun. — Daß es uns aber jemals gelingen wird, die künstliche Nahrung auch nur annähernd gleichwertig der natürlichen zu gestalten, dürfte auch nach den neueren biologischen Forschungen völlig in das Reich der Unmöglichkeit gehören. Wissen wir doch jetzt, daß alle Körpersäfte einer Tierklasse, auch die Milch, für jedes andere Tier bis zu einem gewissen Grade als Gift gelten, und daß alle, irgend einer Tierspezies oder dem Pflanzenreiche entstammenden Nahrungsmittel durch unseren Verdauungsapparat erst entgiftet werden müssen, ehe sie zum Körperaufbau verwandt werden können. Und noch mehr. Die Aufnahme von Schutzkörpern gegen alle möglichen

Erkrankungen, die Aufnahme von die Verdauung unterstützenden
Stoffen, ist auf dem natürlichen Wege, den Verdauungs-
organen, nur möglich durch ihr Vorhandensein in der Muttermilch. Selbst wenn solche Stoffe in der Tiermilch oder gar
den übrigen Ersatzmitteln für die Säuglingsernährung vorhanden wären, oder künstlich hineingebracht würden, für den
Säugling wäre ihr Übergang in Blut und Körpersäfte nach
dem heutigen Stande der Wissenschaft nicht möglich, vielmehr würden sie durch Verdauung und Assimilation zerstört
werden. Es dürfte also ausgeschlossen sein, daß es jemals
gelingt, die künstliche Ernährung des Säuglings so zu gestalten, daß sie die natürliche zu ersetzen in der Lage ist.
Gewiß beweisen die glänzenden Ergebnisse vieler Kliniken und
Säuglingsheime, daß es möglich ist, unter Anwendung des
ganzen Apparates ärztlicher und technischer Wissenschaft selbst
schwerkranke Kinder künstlich zu ernähren und zu vollwertigen
Individuen zu erziehen. Wollte man aber diese Einrichtung
auf die Gesamtheit des Volkes übertragen, so würden für
diesen Kampf gegen die Säuglingssterblichkeit die Kosten sowohl wie die Opfer höher sein als die eines modernen Feld-
zuges.

Zum Kampfe gegen die Säuglingssterblichkeit ist also
die Mutterbrust unentbehrlich. Das ist zwar allseitig aner-
kannt, aber nicht überall durchgeführt. Und nun fragt es
sich, ob und wie wir den Wert der natürlichen Ernährung
so zu heben in der Lage sind, daß die durch Ernährungsstörungen bedingte Erhöhung der Säuglingssterblichkeit, weil
vermeidbar, fortfällt. Daß das möglich ist, dafür sprechen
eine Anzahl Erfahrungen. Ich will einmal absehen von den
persönlichen Erfahrungen vieler Ärzte meiner Heimatprovinz,
die seit der energischen Propaganda des Niederrheinischen
Vereins für öffentliche Gesundheitspflege ungleich häufiger als
früher um ihre Beratung bei der Durchführung des Stillgeschäftes angegangen werden. Nur zwei Dinge möchte ich

erwähnen. In einem kleinen Städtchen des rheinisch-west=
fälischen Industriebezirkes, das hauptsächlich nur aus Arbeitern
einer größeren Firma, daneben natürlich einigen Gewerbe=
treibenden, Beamten usw. besteht, entschloß sich vor einigen
Jahren die Frau eines der Inhaber jener größeren Firma,
ihr zweites Kind selbst zu stillen. Während vorher in ihrem Orte
eine große Anzahl künstlich genährter Kinder vorhanden
waren, war es uns im letzten Jahre nicht möglich, unter
284 Säuglingen mehr als 9 ausfindig zu machen, die
weniger als 3 Monate gestillt waren. Die Sterblichkeit ging
natürlich prompt auf 10% der lebendgeborenen herunter.
Während der Belagerung von Paris, so berichtet Würz,
stillten die Pariser Frauen, da die Milchzufuhr aufhörte, ge=
zwungenermaßen ihre Kinder selbst, und die Sterblichkeit sank
trotz der ungünstigen Verhältnisse von 33 auf 17%. Ähnliche
Erfahrungen werden aus München berichtet. Kurzum, es ist
wohl möglich, die natürliche Ernährung so zu fördern, daß
nur wegen einzelner weniger Erkrankungen die Brust nicht
gereicht wird. Ein wie geringer Prozentsatz das aber selbst
bei unserer Arbeiterbevölkerung ist, beweist das soeben ange=
führte Beispiel einer kleinen Fabrikstadt.

Wie ist es nun aber möglich, die Brusternährung zu
fördern, den Prozentsatz der natürlich ernährten Kinder zu
heben? Hierfür werden eine Anzahl Vorschläge gemacht.
Was diese für einen Einfluß haben werden, lehrt uns
wieder die bisher gesammelte Statistik. Da ist zunächst der
Vorschlag gemacht und auch zum Teil bereits ausgeführt
worden, ärmere stillende Mütter zu unterstützen, zu belohnen,
ihnen, wenn sie in gewerblichen Betrieben arbeiten, Fernbleiben
von der Arbeit zu ermöglichen, Krankengeld in ausgedehntem
Maße usw. zu bewilligen; ferner Vorrichtungen zum Stillen,
sogenannte Stillkrippen zu schaffen und endlich für uneheliche
und schutzbedürftige Mütter Heime zu begründen. Alle diese
Einrichtungen sind zweifellos notwendig. Die Unterstützung

durch Lebensmittel und am Schlusse der Stillzeit durch
Prämien, wie sie die Franzosen in ihrer Société de Charité
maternelle geschaffen haben, und wie sie bei uns in
Deutschland in letzter Zeit nachgeahmt werden, wird, richtig
organisiert, sicherlich mancher Mutter, die in ärmlichen Ver=
hältnissen lebt, die Fähigkeit, ihr Kind selbst zu stillen er=
halten. Erst recht wird das der Fall sein, wenn diese Wohl=
fahrtseinrichtungen bereits ihre Tätigkeit gegen Ende der
Schwangerschaft entfalten können, wie das z. B. die sog.
Wöchnerinnen=Unterstützungsvereine tun. Hier wird es eben
möglich sein, schon vor der Ankunft des kleinen Weltbürgers
die Mutter für das Stillgeschäft gleichsam vorzubereiten.
Des weiteren ist es sicherlich ein nicht zu unterschätzendes
Verdienst, wenn Fabrikbetriebe mit vielen weiblichen Arbeits=
kräften für die Schonung der schwangeren und jüngeren
Mütter Sorge tragen, ihnen Stillkrippen und dergleichen er=
richten, wie das z. B. die hier in der Ausstellung sich zeigende
mechanische Weberei Linden=Hannover tut.
Auch für die schutzbedürftigen und unehelichen Kinder
gibt es noch nicht genügend fachmännisch geleitete Heime.
Aber das ist nur ein ganz kleiner Prozentsatz aller Kinder, die
durch derartige Schutzeinrichtungen günstig betroffen würden.
Was die letzteren, die unehelichen angeht, so ist deren Zahl in
den westlichen Provinzen sehr gering, nur 3 bis 4 %. In den
östlichen Provinzen übersteigt sie auch 7 % der Geburten nur
wenig. Mit einer guten Versorgung dieser in hohem Maße
schutzbedürftigen Kinder in Heimen oder in einer mustergültigen
Beaufsichtigung wie die Berliner Schmidt Gallisch=Stiftung
unter Finkelstein wird sicherlich etwas Wertvolles geleistet.
Aber der Schwerpunkt der Bekämpfung der Säuglingssterblich=
keit kann wegen der geringen Anzahl der Betroffenen hier nicht
liegen. — Auch der gewerbliche Schutz, so hoch ich denselben
auch einschätze, von einschneidendem Einfluß auf die Säuglings=
sterblichkeit wird er nicht sein. Denn selbst in der Textil=

induftrie ift die weibliche Fabrikarbeit zwar verbreitet, die eheweibliche aber fehr gering. In Barmen wurden im Jahre 1905 nur 5 % beruflich am Stillen verhinderte Mütter gezählt. Nach Grätzer und Finkelftein liegen die Verhältniffe in Berlin ähnlich; desgleichen anderswo. Eine ftarke Beteiligung der ftillenden Frauen am Erwerbsleben ift alfo bei uns noch nicht vorhanden. So wichtig alfo die Beachtung und Bekämpfung evtl. hierdurch entftehender Schädigungen der natürlichen Ernährung ift, die Berufs= tätigkeit ift nicht der vorwiegende Grund, weshalb dem Kinde die Mutterbruft entzogen wird. Ebenfo fteht es mit der Mittellofigkeit. Nur ein ganz geringer Prozentfatz ftillt aus Mangel nicht. Noch jüngft hat Kriege für Barmen in einwandfreier Weife nachgewiefen, daß nur 8 % der Kinder von Vätern mit einem Jahreseinkommen von weniger als 1500 Mark nicht geftillt werden. — Ich will damit nicht gefagt haben, daß alle die erwähnten Faktoren, Schutzlofigkeit, foziale Lage ufw. nicht zu beachten wären. Es wird not= wendig fein, daß private und öffentliche Wohltätigkeit und Gefetzgebung fich der Aufgabe widmen, die hierdurch für den Säugling entftehenden Gefahren zu befeitigen. Aber die Hauptgründe für das Nichtftillen der Kinder find hier nicht zu fuchen. Es bleibt alfo noch als Veranlaffung, weshalb die Bruft nicht gereicht wird, die mangelnde Stillfähigkeit, der mangelnde gute Wille und das mangelnde Verftändnis.

Daß eine große Anzahl Mütter ftillunfähig fei, ift zwar behauptet worden, die Nachforfchungen haben aber ergeben, daß das nur für einen ganz geringen Prozentfatz zutrifft. Die Erfahrungen an den Säuglingsheimen, Wöchnerinnenanftalten und dergleichen, die Erfahrungen fich eingehend mit dem Studium des Stillens befchäftigender Ärzte lehren dagegen, daß felbft die unfcheinbarfte Bruft genügt, wenigftens teil= weife zu ftillen. Durch geeignetes Vorgehen kann auch diefe zu ftärkerer Abfonderung gebracht werden. Am mächtigften wirkt hier der Saugreiz des Kindes selbst, so daß bei fleißigem Anlegen nach Wochen und Monaten noch genügend Milch=produktion erfolgt. Daß einzelne Nährmittel und Präparate ebenfalls die Milchmenge vermehren, ist behauptet worden, aber bisher nicht erwiesen. Dagegen ist mäßige körper=liche Arbeit mit der Arm= und Brustmuskulatur, eine entsprechende Gymnastik mit diesen Muskeln, möglichst lange schon vor der Geburt begonnen, ein mächtiges Mittel, das Wachstum und die Entwicke=lung der Brustdrüse zu fördern. So kommt es, daß die Amme vom Lande wegen des durch ihre ländliche Arbeit volleren Busens als Milchspenderin gesucht wird, gegenüber den Nährerinnen aus der Stadt. Die Putz= und Scheuer=mädchen unserer Klein=Eiseninduftrie sind breitschultriger, voll=brüstiger als die in sitzender, hockender Stellung ihre Arbeit nur mit den Händen verrichtenden Schnürmädchen. Schon die alten Römer kannten die milchbefördernde Wirkung der Arbeit und ließen ihre Ammen Mandelmühlen drehen. In den besseren Ständen hat mich Sport und Gymnastik, zweck=mäßig verwandt, dasselbe erreichen gelehrt, wie die Arbeit. Doch möchte ich warnen, solche Arbeiten und Übungen ohne ärztlichen Rat zu unternehmen. Da nun aber in den minder=bemittelten Kreisen mit ihrer größeren Säuglingssterblichkeit die Frau Hausarbeit, Waschen, Putzen usw. selbst verrichten muß, so ist in diesen Kreisen die Stillunfähigkeit sicherlich nicht vorhanden. Das bestätigt die Statistik. Im Jahre 1901 stillten in Solingen von 100 Müttern 29 nicht, im Mittelstande 33, bei den Wohlhabenden 70; in Köln sogar in diesem Jahre bei den Wohlhabenden 83 %. Nach der Propaganda des Vereins für öffentliche Gesundheitspflege stillten in Barmen 1905 von 100 Müttern 22 nicht, von 100 wohlhabenden Müttern aber 54. Bei der Arbeiter=bevölkerung stillten sogar nur 10 % nicht. Also die Frau des Arbeiters, des minderbemittelten, kann stillen, die Fähig=

keit dazu ist vorhanden. Dagegen beweisen uns die angeführt=
ten Zahlen etwas anderes, nämlich, daß es möglich ist, durch
geeignete Belehrung die Zahl der stillenden Mütter bedeutend
zu vermehren. Sie ergeben aber weiter das beschämende
Ergebnis, daß, je höher wir auf der Stufenleiter von Bil=
dung und Besitz stehen, um so seltener das Stillgeschäft von
unseren Frauen erledigt wird. Je mehr die Frau auf des
Lebens sonnigen Höhen wandelt, um so mehr wird die Mutter=
brust ihrem Berufe entfremdet, nicht aus Krankheit, Unfähig=
keit und Not, sondern aus Unkenntnis, weil die Mutter mangel=
haft unterrichtet ist, und sagen wir einmal aus Repräsentations=
pflichten, geselligen Rücksichten, aus Furcht, die schöne Büste
zu verlieren, oder weil es bequemer, den kleinen Schreihals
dem Personal, dem Schnuller oder der Amme anzuvertrauen.
Wohl versucht manche Frau das Stillgeschäft. Wenn aber
dann die Brust etwas schmerzt, der Säugling die ersten Tage
schreit, die Warzen etwa wund werden, so ist bald die Ent=
schuldigung da, die künstliche Ernährung biete ja einen aus=
gezeichneten Ersatz.

Ich habe Ihnen hier keine Romangespinste, sondern
nackte Tatsachen zusammengestellt. Wenn aber die gnädige
Frau ihren Säugling mit der Flasche päppelt, dann wird das
Dienstpersonal, kommt es einmal in die Lage, dasselbe tun.
Denn es war immer so in der Welt, daß wie der Herr auch
der Knecht war. Die Torheiten der Mode, das Blendwerk
der Überkultur, die falsche Anschauung der oberen Stände,
Irrtümer, die sich hier eingestellt haben, werden gar zu leicht
von den unteren Ständen nachgeahmt. Und was sich hier
einmal eingenistet, das haftet fest. Gegen alle diese
Torheiten hilft nur eine planmäßige Bekämpfung, wie uns
das die französischen Beispiele gelehrt haben. Die plan=
mäßige Belehrung der erwachsenen Jungfrauen und jungen
Mütter über die Vorteile der natürlichen Ernährung für
Mutter und Kind (Mutterschulen), die Unterweisung von Heb=

ammen, Wartefrauen, Armenpflegerinnen und endlich die
systematische Belehrung des Volkes nicht nur durch Ärzte,
sondern auch durch Lehrer und Geistliche bei irgendwie passen=
den Gelegenheiten. Das sind Aufgaben, die unsere Wohl=
tätigkeitsvereine durch Einrichtung von Kursen, durch reg=
same Agitation bei den erwähnten Personen, durch Verbreitung
von Schriften und Flugblättern energisch in die Hand nehmen
müßten, wie das ja jetzt auch vieler Orten geschieht, wenigstens
bei uns im Westen. Die Behörden und Standesämter
könnten noch mehr als bisher durch Verteilung geeigneter
Belehrungen über den Wert und die Anwendung der Brust=
ernährung, über die Seltenheit des Vorkommens mangelhafter
Milchabsonderung, über die Gefahren der künstlichen Er=
nährung, sich an dieser Propaganda beteiligen und von Zeit
zu Zeit Statistiken über die Beteiligung des Ernährungstodes
veröffentlichen. Ich will hier nicht auf eine genaue Be=
schreibung der einzuschlagenden Propaganda eingehen, da die=
selbe nach der Örtlichkeit und der Organisation der Wohl=
tätigkeitsvereine jeweils verschieden sein wird. Nur soviel
möchte ich hier mitteilen, daß diese Agitation nicht nur dahin
gehen soll, die Vorteile der Brusternährung für Mutter und
Kind auseinanderzusetzen, der werdenden Mutter ihre erste
Pflicht klar zu machen, sondern daß Schule und Haus sich
bereits an der Vorbereitung des weiblichen Körpers für den
mütterlichen Beruf beteiligen müssen. Schnürleiber in ihren
Schädigungen für Brust und Unterleib müssen schwinden,
nicht nur aus Büchern und Handarbeiten lerne die Tochter,
in Haus und Hof lerne sie ihren Körper stählen, daß wir
wieder deutsche Mütter erziehen, daß es in deutschen Landen
wieder als ein Verbrechen gilt, den lebensspendenden Born
der Mutterbrust versiechen zu lassen. Für die jetzt lebenden
unteren Klassen allerdings dürfte der Kampf gegen die Un=
wissenheit und Indolenz in erster Linie durch die Mutter=
schulen, die Mutterberatungsstellen und die Hebammen zu

führen sein. Ich für meine Person stehe diesem Kampfe nicht so pessimistisch gegenüber, falls er nur frühzeitig, energisch und mit vereinten Kräften geführt wird. Die besten Streit= kräfte sind freilich hierin auch unsere Frauen selbst.

Sie haben mit mir gesehen, daß nicht Unfähigkeit, nicht berufliche Pflicht, nicht materieller Mangel die treibenden Gründe für das so häufige Nichtstillen des Säuglings sind, sondern in erster Linie das mangelnde Verständnis und der mangelnde Wille. Wenn wir vor Jahren noch darüber klagten, daß Ärzte, Hebammen und Pflegepersonal bei uns in Deutschland eine genügende Ausbildung nicht erfahren, so sind heute die Staatsregierungen in weiser Einsicht bemüht, die Lehrstühle für Kinderheilkunde zu vermehren, die Unter= weisung und Ausbildung der Hebammen und Pflegerinnen in Säuglingspflege zu verbessern. Aber wenn so die Beratung der Mütter und werdenden Mütter alsbald eine bessere werden wird, wenn Wohlfahrtseinrichtungen sich überall mit staat= lichen, städtischen und privaten Mitteln zu gründen beginnen, die Schwangere und Mutter unterstützt, der beruflich Be= schäftigten ihre erste Mutterpflicht des Stillens ermöglicht wird, dann werden alle diese kostbaren Bemühungen nicht von Erfolg sein, wenn unsere Frauen nicht bis in die breite= sten Volksschichten hinein sich entsinnen, daß „eine Mutter erst dann ganz und vollkommen Mutter ihres Kindes ist, wenn sie stillt" (Favorinus). Möge das jeder von uns hinaustragen und an seinem Teile mitwirken.

———————

Was kann der Arbeiter zur Bekämpfung der Säuglingssterblichkeit tun?[*]

Von

Dr. Paul Selter.

Die Statistik hat uns seit Jahrzehnten schon bewiesen, daß die Sterblichkeit der Säuglinge am höchsten ist in den Kreisen der Unbemittelten, und demnächst in den Kreisen der Arbeiter. Sie finden in der Ausstellung eine Anzahl Tabellen, die Ihnen dieses Faktum deutlich vor Augen führen. Das wäre an und für sich nicht wunderbar; denn die Zahl der Wohlhabenden ist unter allen Völkern und auf der ganzen Erdenrunde verschwindend klein gegenüber der Zahl der Minderbemittelten. Aber auch die Prozentzahl, die relative Sterblichkeit, ist im Arbeiterstand wesentlich höher; sterben doch beim Arbeiter von 100 Neugeborenen fast doppelt soviel als im Mittelstande und 3—4 mal soviel als in den höheren Ständen. Da könnte nun der Einwand gemacht werden, daß diese Sterblichkeit ein gutes Regulativ sei gegen die Übervölkerung und ein gutes Regulativ gegen die Schaffung eigener Konkurrenz. Dem ist aber nicht so. Trotz der Vermehrung der Volkszahl sind die Löhne bis jetzt überall gestiegen, und der Zuwachs in der Bevölkerungsziffer wird von Jahr zu Jahr kleiner. Auch für diese Tatsachen finden Sie in der Ausstellung allerhand Beispiele. Vor allem aber bedeutet der Verlust eines jeden Kindes auch für den ärmsten

---

Arbeiter einen Verluſt an Geld und einen Verluſt an Arbeit, Mühe und Geſundheit. Der Statiſtiker Engel hat den Wert der auf die Geburt eines Kindes, die Pflege während der erſten Wochen ſeines Lebens, die darauf verwandte Arbeit bezw. Arbeitsverſäumnis der Mutter einſchließlich der Koſten für das Wochenbett und die Pflege des Kindes zu dem geringen Satze von nur 100 M. angeſetzt. Es würde alſo der Verluſt eines Kindes zum mindeſten dieſe Summe bedeuten. Der Arbeiter verliert alſo mit dem Tode eines ſolchen Kindes immer ein gewiſſes Vermögen. Und nun rechnen Sie einmal bei den Tauſenden von Kindern, die im Jahre zugrunde gehen, wie= viel Millionen damit dem Arbeiterſtand unwiderruflich ver= loren gehen, ganz abgeſehen von den nutzlos aufgewandten Mühen und Beſchwerden. Alſo ein Vermögens=, Geſund= heits= und Kraftverluſt iſt für den Arbeiter auch der Verluſt eines Kindes.

Woran ſtirbt nun aber das Kind im erſten Lebensjahre? Auch hierüber gibt uns die Ausſtellung und der Katalog Auskunft. Von den weit über 3000 im Jahre 1904 hier in Berlin zugrunde gegangenen Säuglingen waren über 2000 mit Tiermilch und nur 300 mit Bruſtmilch oder Bruſt= und Tiermilch ernährt. Schlagender wie dies Beiſpiel und wie andere z. B. die Statiſtik des Kreiſes Weſterburg kann uns nichts die Haupturſache der hohen Säuglingsſterblichkeit lehren. Der Säugling ſtirbt alſo in erſter Linie, weil er nicht geſtillt wird, weil die Mutter ihm die Bruſt nicht reichen kann oder will. In zweiter Linie kommt dazu die mangelhafte Pflege. Auch das künſtlich genährte Kind kann gut und zweckmäßig gepflegt dem Tode und der Krankheit entrinnen, wenn auch nicht mit der Sicherheit wie das Bruſtkind. — Damit iſt eigentlich ſchon geſagt, was der Arbeiter zur Verminderung der Säuglingsſterblichkeit tun kann.

In erſter Linie dürfte es notwendig ſein, dem Kinde die Bruſt zu reichen. Und da iſt es eine erfreuliche·Tatſache, daß jede Mutter, die ein lebendes Kind gebiert, auch stillen kann. Der früher vielfach gemachte Einwurf, daß körperliche Schwäche, Blutarmut, oder sonst irgend ein Leiden zum Stillen ungeeignet mache, trifft nicht zu. Im Gegenteil pflegen die meisten Erkrankungen während des Stillgeschäftes abzuheilen. Die stillende Frau wird kräftiger, völliger, ge= sunder, sofern sie nur die ersten Schwierigkeiten im Stillen überwunden hat. — Von den fieberhaften Erkrankungen sehe ich natürlich dabei vollständig ab; hierbei entscheidet der Arzt, ob das Stillen noch möglich ist oder nicht. — Nun ist ja das „Einstillen“, d. h. das Einüben auf das Stillgeschäft nicht immer leicht. Schmerzhaftigkeit der Brust und vor allen Dingen der Warze, kleine Einrißchen an derselben, die äußerst empfindlich sind, erschweren im Beginn das Stillen sehr häufig. Der gute Wille und sorgsame Pflege der Brust, vor allen Dingen die Reinlichkeit hilft aber über diese Schwierig= keiten fort. In jedem Falle sind diese Beschwerden kein Grund, die Brust nicht zu reichen. Die jetzt überall mehr und mehr eingerichteten Beratungsstellen für Mütter, deren Sie hier in Berlin eine ganze Anzahl finden, werden jeder Mutter gerne über diese Schwierigkeiten hinweg helfen. — Auch eine berufliche Verpflichtung der Mutter hindert diese nicht am Stillen. Als Mitglied der Krankenkassen hat sie Anspruch auf eine sechswöchentliche Unterstützung. Und ist sie nicht Kassenmitglied, müßte sie anderweitig außer dem Hause dem Erwerbe nachgehen, so wende sie sich getrost an die erwähnten Beratungsstellen, und die Unterstützung wird nach Prüfung der Verhältnisse nicht ausbleiben. Sollte sie aber wirklich trotzdem sich nicht häuslicher Arbeit widmen können, so ist jede Mutter dennoch in der Lage, wenigstens einige Male, morgens, mittags und abends, ihrem Kinde die Brust zu reichen; und vielleicht genügen diese wenigen Male, um überhaupt den ganzen Nahrungsbedarf des Kindes zu decken. Also das kleine, unschuldige Kindlein seines Rechtes

auf die Mutterbruſt ganz zu berauben, iſt in keinem Falle
gerechtfertigt. Jede gewiſſenhafte Frau wird deshalb, ehe ſie
das Kind dem Schnuller und der Flaſche anvertraut, erſt die
Beratungsſtelle aufſuchen; denn einmal von der Bruſt ent=
wöhnt, wird oft mit der künſtlichen Ernährung nichts mehr
erreicht.

Wenn dieſe, die künſtliche Ernährung, die Ernährung
an der Flaſche aber eingeleitet werden muß, ſo tue das keine
Frau aus eigener Kenntnis, nach eigener Erfahrung. Die
vielfach erwähnten Beratungsſtellen, die bei der Anmeldung
der Geburt gegebenen Vorſchriften, die Sprechſtunde des
Arztes geben ihr einen ſichereren Weg an als die eigene,
doch immerhin beſchränkte Erfahrung, als die Überlieferung
der Großmütter und die Erzählungen der Nachbarinnen und
Tanten. Auf die Einzelheiten einzugehen, die Bereitung der
Nahrung und ihre Verabfolgung erübrigt heute Abend wegen
der vorgerückten Zeit und vor allem weil die Vorſchriften
hierüber ſchon mehrfach in dieſen Räumen erörtert ſind. Das
Wichtigſte iſt ſtrengſte Befolgung der gegebenen Anleitung,
peinlichſte und ſauberſte Ausführung derſelben, und keine Ab=
weichung davon ohne Jnanſpruchnahme des Arztes oder der
Beratungsſtelle. An dieſen Orten wird auch die Bezugs=
quelle der Milch angegeben. Meiſt iſt ja hiermit auch eine
Milchküche verbunden, die die Milch liefert.

Neben der Ernährung iſt die Pflege des Kindes, wie
ſie auch in dieſen Räumen mehrfach erörtert worden, nicht
zu verſäumen. Daß das Kind im erſten Lebensjahre, wo es,
eben erſt den Gefahren der Außenwelt preisgegeben, beſonders
gegen dieſe empfindlich iſt, deshalb beſonders aufmerkſamer
Pflege bedarf, iſt ſo einleuchtend, daß darauf einzugehen nicht
nötig iſt.

Die für die künſtliche Ernährung und Pflege verwandten
Mittel und die verwandte Zeit ſei aber von der Arbeiterfrau
nicht immer aufzubringen, ſo wird vielfach eingewandt. Wer

mit Liebe und Aufopferung daran geht, wer die erwähnten Schutzstellen, Milchküchen usw. in Anspruch nimmt, wird, falls die eigenen Mittel wirklich mangeln, die nötige Unterstützung überall finden.

Und noch eine Frage bedarf der Erörterung: „Was soll mit dem Kinde geschehen, wenn es krank wird?" Sie sehen in den Räumen der Ausstellung eine solche Masse von Nährmitteln für kranke Kinder, eine solche Masse für gesunde, sie sehen ein Heer von Einrichtungen und Mitteln zur Pflege des Kindes in kranken und gesunden Tagen, daß es für den Fachmann schwer ist, sich in diesen zurecht zu finden; für den Laien, den Nichtarzt, den nicht berufsmäßig mit der Pflege und Ernährung des Kindes Beschäftigten, dürfte es demnach unmöglich sein, diese Mittel im Falle seiner Erkrankung zweckmäßig anzuwenden. Wird also Dein Kind krank, liebe Mutter, so zögere nicht, sondern bringe dasselbe in die zahlreichen hier angeführten Säuglingsheime, Beratungsstellen, Sprechstunden des Arztes usw. Nicht Deine eigene Erfahrung, sondern der Rat des Fachmannes wird am ehesten zu helfen wissen, nicht der Rat Bekannter, nicht die Meinung der Hebamme und Pflegerin, so gut und wertvoll sie auch manchmal sein mögen, sollen Dir hier genügen. Bedenke, daß eine Erkrankung im Beginn oft noch zu heilen ist, während später selbst die exakteste Behandlung und Pflege dies nicht vermag.

Mit der Aufzucht des gesunden und kräftigen Kindes, mit der Erziehung eines geistig vollkommenen Nachkommen hinterläßt Du das köstlichste Gut. In Deinem Kinde lebst Du selbst nach Deinem Tode.

Die Gefahren der künstlichen Ernährung.

Von

Sanitätsrat Dr. Cassel.

Die traurige Tatsache, daß Deutschland in der Höhe
der Säuglingssterblichkeit den dritten Platz unter den Nationen
Europas einnimmt, daß z. B. im Jahre 1903 von 100000
Lebendgeborenen fast 25000 noch im ersten Lebensjahre ge=
storben sind, hat dazu geführt, den Ursachen dieser großen
Gefahr, die unser ganzes Volkstum schwer bedroht, nachzu=
geben. Als Resultat dieser Forschung hat sich nun ergeben,
daß für dieses nationale Elend nicht zum geringsten Teile
die seit 50 Jahren in immer weiteren Volkskreisen beobachtete
ganz erhebliche Abnahme des Selbststillens der Kinder seitens
der Mütter verantwortlich zu machen ist. Ist es nicht be=
schämend, wenn in Berlin vor 100 Jahren noch von 100
Neugeborenen fast 95 von den eigenen Müttern genährt wurden,
während heutzutage nur 33 von 100 Säuglingen die Segnungen
der eigenen Mutterbrust zuteil werden! Ohne auf die ver=
schiedenen Gründe dieser Erscheinung des Genaueren einzu=
gehen, will ich nur die Behauptung derjenigen Ärzte und
Physiologen, die von einer durch die Entartung der weiblichen
Brustdrüse hervorgerufenen Abnahme der Stillfähigkeit der
deutschen Frauen sprechen, ganz entschieden zurückweisen, da
die Beobachtungen erfahrener Kinderärzte in Säuglingsheimen
und Kinderasylen diese Ansicht glänzend widerlegt haben.
Daher hat jeder Arzt die dringende Pflicht, in seinem Wirkungs=

kreife durch Rat, Belehrung und Aufmunterung aufs wärmfte dafür einzutreten, daß jede Mutter ihr Neugeborenes felbft ftille. Dies ift die natürliche und die befte Ernährung, gleich vorteilhaft und gefund für Mutter und Kind. Niemals kann fie durch die künftliche erfetzt werden.

Bevor wir aber den Idealzuftand, in dem unfere Alt-vorderen vor 100 Jahren gelebt haben, wieder erreichen, wird noch viel Zeit vergehen, und wir Ärzte werden uns noch lange der Aufgabe unterziehen müffen, das Volk über die Gefahren der künftlichen Ernährung zu belehren und vor allem auch darüber, wie man folche verhütet.

Als ausfchließlicher Erfatz der Frauenmilch kommt in Frage die Tiermilch, und zwar für unfere Kulturländer die Kuhmilch. In manchen Ländern wird auch Gebrauch gemacht von der Stutenmilch, der Efelinnenmilch und der Ziegenmilch, welch letztere auch bei uns auf dem Lande vielfach verwendet wird.

Tabelle I.

	Eiweiß	Fett	Zucker	Salze
Frauenmilch	1,2	3,52	6,75	0,19
Kuhmilch	3,0	3,55	4,51	0,7
Ziegenmilch	2,8	3,4	3,8	0,95
Stutenmilch	1,9	1,0	6,33	0,45
Efelinnenmilch	1,63	0,93	5,6	0,36

Ein Blick auf vorftehende Tabelle lehrt, daß Stuten- und Efelinnenmilch bezüglich ihres Eiweißgehaltes fehr nahe ftehen, daß ferner beide außerordentlich fettarm find im Vergleich zur Frauen- und Kuhmilch, während fie durch einen hohen Zuckergehalt ausgezeichnet find. Die Stutenmilch kommt für den Konfum in den Kulturländern nicht in Betracht, während fie nach Angaben von ruffifchen Ärzten in den Steppenländern Rußland vielfach als Säuglingsnahrung benutzt wird. Die Efelinnenmilch muß ihres hohen Preifes wegen ausfcheiden (1 Liter würde in Deutfchland etwa 2 Mark koften, in Paris 6 bis 8 Francs). Die Ziegenmilch hat den großen Vorzug, daß bei reinlicher Haltung (nicht mit Rindvieh zusammen in einer Stallung) die Ziege frei von Tuberkulose bleibt. Auch ist die Ziege, die Kuh des kleinen Mannes, ein sehr anspruchsloses Haustier, das bei relativ geringwertiger Nahrung sehr reichliche Mengen Milch liefert.

Der Gebrauch der Kuhmilch als Säuglingsnahrung ist mit einer Reihe nicht unbedeutender Gefahren verknüpft, die einmal bedingt sind durch gewisse Schädlichkeiten, die in die Milch hineingelangen bei der Produktion, auf dem Transport und durch unzweckmäßige Behandlung im Haushalt, andrerseits durch die großen qualitativen und quantitativen Unterschiede zwischen Kuhmilch und Frauenmilch.

Gewisse Infektionskrankheiten der Rinder, Perlsucht (Tuberkulose), die Wutkrankheit, die Lungenseuche, der Milzbrand, die Maul- und Klauenseuche u. a. m. können durch Genuß der Milch auf den Menschen übertragen werden. Ein Schutz dagegen ist nur in der strengen tierärztlichen Überwachung der Milchviehs gegeben. Ein Schutz kann ferner darin gesehen werden, daß wir nicht mehr wie früher für den Säugling nur die Milch einer Kuh zuträglich erachten, sondern daß wir uns gerade der Mischmilch bedienen, um Fehler auf ein Mindestmaß zu reduzieren.

Auch eine sachverständige Fütterung des Viehes ist vonnöten, wenn die Milch dem Säugling nicht nachteilig werden soll. Der plötzliche Übergang zum Grünfutter, wie das übermäßige Füttern mit den Abfallprodukten der Branntweinbrennerei und Brauereien, der Schlempe und des Trebers, sowie mit Ölkuchenrückständen wird für die Güte der Milch nicht gleichgültig sein. Da indessen durch eine ausschließliche Trockenfütterung die Milch für den minder begüterten Teil der Bevölkerung zu sehr verteuert wird, durch eine zweckmäßig zusammengesetzte Fütterung aber eine gute Milch für einen bescheidenen Preis erzeugt werden kann, so ist die letztere sehr zu empfehlen.

Außer den in den Milchgängen befindlichen Kleinlebewesen (Bakterien), die der Milch beim Melken beigemischt werden, gelangt eine Summe von Unreinlichkeiten nach dem Melken in die Milch hinein, die man schlechthin als Stall=schmutz bezeichnet, der im großen und ganzen aus ange=trockneten, am Körper des Viehes haftenden Kuh=Kotmassen, Kuhhaaren und Futterresten besteht, wie man sich durch Be=trachtung des Zentrifugenschlammes oder durch Anstellung der Renk'schen Milchprobe überzeugen kann. (In ein zylindrisches gläsernes Standgefäß gegossene Milch läßt nach mehrstündigem Stehen eine oft mehrere Zentimeter hohe schwarze Schmutzschicht erkennen. Sehr zweckmäßig sind auch zur Ge=winnung und Abmessung die Milchschmutzprüfer von Stutzer und von Fliegel, die auf der Ausstellung für Säuglingspflege mehrfach in ihrer Anwendung gezeigt wurden.) Durch die Hände der mit dem Melken beschäftigten Personen, durch Verunreinigung der Milchgefäße mit infiziertem Wasser und ähnliches mehr ist reichlich Gelegenheit zur Aussaat krank=machender Keime in die Milch, die für diese kleinen Lebe=wesen einen vorzüglichen Nährboden bildet, gegeben. Auf diese Weise können Typhus, Cholera, Tuberkulose u. a. m. durch die Milch weiter verbreitet werden. Ein Schutz gegen diese Gefahren ist nur zu sehen in einer peinlichen Rein=lichkeit (Asepsis) bei der Gewinnung und weiteren Behandlung der Milch bis zu dem Augenblick, wo sie dem Säugling gereicht wird. Es muß gesorgt werden für eine gründliche Sauberkeit des Viehs, absolute Reinlichkeit des Anzugs und der Hände der Melkenden, tadellose Beschaffenheit der Milchgefäße, endlich Anwendung der Zentrifuge, die den hineingelangten Schmutz entfernt, während Rahm und Magermilch gesondert werden. Nicht zentrifugierte Milch muß man nach Renk abstehen lassen und dann abgießen. Die Milch muß alsdann kühl aufbewahrt werden, um im Kühlwagen möglichst bald dem Verbraucher zugeführt zu werden. Den unausgesetzten Bemühungen der Kinderärzte, Hygieniker und Bakteriologen ist es zu verdanken, daß in Beziehung auf die aseptische Milchgewinnung in neuerer Zeit ganz erhebliche Fortschritte gemacht worden sind, sodaß in einzelnen Molkereien eine Milch gewonnen wird, deren Keimgehalt (d. h. Gehalt von kleinen Lebewesen im Kubik= zentimeter) ein so niedriger ist, wie wir es vor einigen Jahren noch nicht für möglich gehalten haben. Hier sei besonders der Bestrebungen des Agrikulturchemikers Backhaus und des Fräulein Hempel auf dem Rittergute Ohorn bei Pulsnitz i/S. gedacht.

Haben wir nun eine möglichst keimfrei gewonnene Milch zur Verfügung, so entsteht die Frage, wie dieser niedrige Keimgehalt der Milch bis zu dem Augenblicke am besten er= halten werde, wo sie in die Verdauungsorgane des Säuglings gelangt. Zwei Wege gibt es, dieses Ziel zu erreichen. Der eine besteht darin, die Milch auf einer so niedrigen Temperatur, die unter 8 bis 10° C. liegen muß, zu erhalten, daß die Entwicklung und Vermehrung der Bakterien nicht vor sich gehen kann. Dieses Verfahren der Kühlung der Milch ist in neuerer Zeit durch die von dem Ingenieur Helm in das Molkereiwesen eingeführte Tiefkühlung in hervorragender Weise verbessert worden. Durch die Apparate von Helm (Alexanderwerk v. d. Nahmer=Berlin) gelingt es, die Milch bis zur Abgabe an den Verbraucher auf einer bei 4° C. gelegenen Temperatur tagelang frisch und unzersetzt zu erhalten. Ist man in der Lage, von ganz gesunden Kühen eine möglichst aseptisch gewonnene Milch frisch oder tiefgekühlt zu erlangen, so wäre gegen den Genuß roher Milch, die wir bei gewissen Krankheiten des Säuglings sogar als unentbehrliches Heil= mittel verordnen müssen, an und für sich nichts einzuwenden.

Solange wir aber dem in den großen Städten als Kindermilch gelieferten Produkt noch nicht das Vertrauen auf absolute Reinlichkeit entgegenbringen können, müssen wir einen zweiten Weg einschlagen, um den durch die kleinen Lebewesen drohenden Schaden zu verhüten, d. i. das Abkochen der Milch. Durch das Abkochen der Milch, wenn es stunden= lang fortgesetzt wird, kann man eine keimfreie (sterile) Milch erhalten. Das lange Kochen verändert indessen die Milch in ihrem Aussehen, Geruch, Geschmack und in ihrer Zusammen= setzung derartig, daß sie zur Säuglingsernährung vollständig ungeeignet wird. Daher schlagen wir einen Mittelweg ein, erhitzen die Milch bis zum Sieden und erhalten sie auf dem Kochherde bei dieser Siedetemperatur 3 bis 5 Minuten lang. Durch dieses Abkochen werden die gefährlichsten Keime ab= getötet, die Milch aber nicht genußunfähig gemacht. Das Abkochen der Milch hat sofort zu erfolgen, sobald die rohe Milch der Hausfrau übergeben wird. Als Kochgefäß bedient man sich eines gut emaillierten oder glasierten Koch= topfes — für kleine Verhältnisse ist namentlich der Flüggesche Kochtopf zu empfehlen — nimmt dabei aber den Nachteil in den Kauf, daß beim Umschütten der Milch in die Saugflasche ev. auch durch langes Verbleiben in letzterer, wiederholtes Erwärmen derselben Trinkportion in der Flasche eine Infektion und eine Weiterentwicklung von Keimen statt= findet. — Mehr zu empfehlen ist der Gebrauch des ja all= gemein bekannten Soxhletschen Milchkochapparates. Seine Vorzüge liegen darin, daß die Hausfrau bezw. das Pflegepersonal an eine unausgesetzte strenge Reinlichkeit in der Behandlung der Milch gewöhnt werden, daß zweitens durch die Art des Verschlusses und dadurch, daß Kochflasche und Saugflasche eins sind, nachträglich Berührungs= und Luftinfektion verhütet wird, daß endlich eine sichere Abtötung der Keime, der Tuberkulose, des Typhus, der Cholera u. a. m. erreicht wird. Nach dem Abkochen kühle man die Milch schnell bis zu einer Temperatur von 18° C. ab und bewahre sie bei oder unterhalb derselben, am besten im Kühlschrank, bis zum Gebrauch auf. Denn Flügge hat nachgewiesen, daß durch das Soxhletsche Kochverfahren die Keime gewisser peptonisierender, unter Umständen Krankheiten erzeugender Bakterien nicht vernichtet werden, die, obwohl nach Milliarden vorhanden, die Milch bezüglich Aussehen, Geruch und Geschmack so unbedeutend verändern, daß sie von Laien unbedenklich als keimfrei verbreitet wird, daß die Keime dieser Bakterien sich bei Temperaturen oberhalb 26° C., wie sie im Hochsommer in den Wohnungen nicht selten vorkommen, weiter entwickeln können. Aber auch die in den oben erwähnten Kochtöpfen abgekochte Milch muß schnell abgekühlt und kühl aufbewahrt werden; auch ist das Umschütten der Milch auf das notwendigste Maß zu beschränken. — Zu empfehlen ist auch bei weniger Bemittelten die auf Soxhlets Grundsätzen beruhende Methode, daß man eine Tagesportion in eine Reihe von Flaschen füllen läßt, die nach Art der Bierflaschen mit Patentverschluß versehen sind, alsdann die Milch im Wasserbade (in einem Kessel) kochen läßt, wobei die Milch schon in bestimmtem Verhältnis verdünnt und mit Zuckerzusatz versehen sein muß.

Eine Tatsache sei aber an dieser Stelle besonders hervorgehoben, daß nämlich eine einmal bakteriell erheblich verunreinigte Milch, in der sich bereits Bakteriengifte gebildet haben, durch kein auch noch so gründliches Kochverfahren für einen Säugling genußfähig b. h. unschädlich gemacht werden kann. Die vorgeschlagenen Methoden können nur dazu dienen, eine mustermäßig gewonnene wie ins Haus gelieferte Milch bis zum Verbrauch möglichst aseptisch zu erhalten.

In den letzten Jahren sind Bestrebungen im Gange, die dem Pasteurisieren der Milch (d. h. dem Erhitzen der Milch

auf 68—70° C. eine Stunde lang), durch welches die gefährlichsten Bakterien abgetötet werden, ohne daß die Milch in
ihren wesentlichsten Eigenschaften, wie beim langen Erhitzen
auf 100°, verändert wird, das Wort reden. Von Pasteurisier-
apparaten, die sich in der Praxis bewährt haben, ist hier
der Kobraksche Milchkocher zu nennen, der sich schon im
Publikum einer gewissen Verbreitung erfreut.

Von der größten Wichtigkeit ist die allerpeinlichste Sauberkeit der Trinkflaschen, die — am besten sofort nach dem
Trinken — mit heißer Sodalösung gründlich ausgeschüttelt
werden müssen. Die Flaschen müssen absolut spiegelblank
gereinigt werden, da ein Zurückbleiben ganz kleiner Milchreste
zu einer Infektion des Flascheninhaltes führen kann. Die
zum Reinigen der Flaschen benutzten Bürsten müssen selbst
wieder gut gereinigt und am besten in heißer Sodalösung
ausgekocht werden.

Als Saugpfropfen ist der seit alter Zeit in Gebrauch
befindliche einfache Gummipfropfen, den man selbst mit
glühender Stricknadel durchbohrt, am allermeisten zu empfehlen.
Alle mit einem Glas-, Metall- oder Kautschukrohr versehenen
Pfropfen sind aus Gründen der Reinlichkeit strengstens verpönt. Namentlich müssen die mit bleihaltigem Zinnverschluß
versehenen sogenannten Patentpfropfen verworfen werden, da
die sauer werdende Milch aus dem bleihaltigen Zinn giftige
Bleisalze auflösen kann, wodurch eine Bleivergiftung ermöglicht wird.

Frauenmilch und Kuhmilch zeigen erhebliche
Unterschiede in der qualitativen Zusammensetzung
der einzelnen Nährstoffe. Über die Bedeutung dieser
Unterschiede bezüglich des Eiweißes und der Fette für den
Säugling sind aber die Ansichten unter den Fachgenossen
noch geteilt, und eine Einigung über strittige Punkte bisher
noch nicht erzielt worden. Fest steht nur, daß die unver-
dünnte Kuhmilch von Neugeborenen und jungen Säuglingen

nicht vertragen wird, und daß zur Verdaulichkeit eine Verdünnung mit Wasser vorgenommen werden muß.

Die Hauptunterschiede in der quantitativen Zusammensetzung zwischen Kuhmilch und Frauenmilch liegen vornehmlich in der Menge der Eiweißkörper, von denen die Kuhmilch einen ungleich größeren Prozentsatz enthält, als die Frauenmilch, wie ein Blick auf die Tabelle I lehrt. — Der Fettgehalt der Kuhmilch ist dem der Frauenmilch fast gleich, im Verhältnis zu den Eiweißstoffen aber geringer. — Der Zuckergehalt ist etwas geringer als der der Frauenmilch. — Der Salzgehalt der Kuhmilch ist ein dreifach so großer wie in der Muttermilch.

Seit alten Zeiten hat man diese Unterschiede durch Verdünnung mit Wasser auszugleichen versucht, man hat sich hierbei eines gewissen Schemas bedient, indem man mit einer Verdünnung von einem Teil Milch und drei Teilen Wasser begann und, langsam den Wasserzusatz verringernd, am Ende des ersten Vierteljahres zu einer Zusammensetzung von 1 Milch zu 1 Wasser gelangte, weiterhin auf ein Verhältnis von 2 : 1, von 3 : 1 und endlich vom 9. oder 10. Monat an Vollmilch verabreichte. Sind nun nach obiger Methode zahllose Säuglinge gut gediehen, je nach der Beschaffenheit der Milch und je nachdem die Verdünnung gehandhabt wurde, so ist die Zahl der nach dieser Methode nicht oder nur mangelhaft Geförderten immerhin eine recht große, wie das jeder Arzt täglich zu seinem Bedauern feststellen kann. Liegen doch auch die Fehlerquellen auf der Hand. Diese Mischungen sind zunächst zu arm an Eiweiß; aber sie sind auch außerordentlich arm an Fett, dessen Verdünnung man ganz außer acht gelassen hat. Den verminderten Zuckergehalt hat man ja stets ersetzt, indem man 4—6 g Zucker jeder Trinkportion hinzugesetzt hat. Außerdem ist der Wassergehalt der Nahrung meist ein abnorm großer, weshalb die Kinder, die sehr viel trinken, ihren

Magen beständig über Gebühr ausdehnen und schließlich eine Magenerweiterung davontragen. Sie nehmen mangelhaft an Gewicht zu und leiden frühzeitig an englischer Krankheit. Das viele Urinieren dieser Kinder, die zu oft naß liegen, erzeugt häufig das lästige Wundsein der unteren Körperhälfte. Daher ist man in den letzten Jahren von dieser starken Milchverdünnung abgegangen und reicht dem Neugebornen schon ⅓ Milch, nach 4 Wochen ½ Milch, und falls das Kind gut gedeiht, ⅔ Milch, etwa nach folgendem Schema:

Das Kind erhält:

in der 1. Woche 7 Mahlzeiten, jede zu 3 bis 4 Strich (= 50 bis 70 Gramm) und zwar

1 Teil Milch auf 2 Teile Wasser,

in der 2. Woche 6 Mahlzeiten, jede zu 5 bis 6 Strich (= 80 bis 100 Gramm) und zwar

1 Teil Milch auf 2 Teile Wasser,

in der 3. und 4. Woche 6 Mahlzeiten, jede zu 7 Strich (= 120 bis 130 Gramm) und zwar

1 Teil Milch auf 2 Teile Wasser,

im 2. Monat 6 Mahlzeiten, jede zu 8 bis 10 Strich (= 140 bis 170 Gramm) und zwar

1 Teil Milch auf 1 Teil Wasser,

im 3. Monat 6 Mahlzeiten, jede zu 10 bis 11 Strich (= 160 bis 180 Gramm) und zwar

1 Teil Milch auf 1 Teil Wasser,

im 4. bis 6. Monat 6 Mahlzeiten, jede zu 10 bis 11 Strich (= 160 bis 180 Gramm) und zwar

2 Teile Milch auf 1 Teil Wasser.

Nach dem 6. Monat kann Vollmilch gegeben werden.

Der Mischung wird pro Mahlzeit ½ bis 1 Teelöffel Zucker und eine Spur Salz zugesetzt.

Eine sehr zweckmäßige Mischungsmethode ist die von Heubner 1897 angegebene, welche folgendermaßen lautet: 500 g beste Musterstallmilch wird, sobald sie anlangt, mit

250 g Hafermehl= (oder einer anderen Mehl=) Abkochung
gemischt, in 7 Soxhletflaschen verteilt, in diesen (nach Beginn
des Dampfens) 3—5 Minuten gekocht, dann rasch abgekühlt
und kühl aufbewahrt bis zur Fütterung. Die Mehlabkochung
wird so bereitet: 1 Teelöffel Mehl mit kaltem Wasser ver=
rührt und mit so viel (500—600 g) kochenden Wassers
übergossen und etwa ½—¾ Stunde gekocht, daß es auf
250 g einkocht. In den letzten 5 Minuten werden 30 g
besten Milchzuckers zugesetzt. — So erhält man ¾ Liter
Säuglingsnahrung. Wünscht man mehr zu haben, so sind
alle Einzelmengen in entsprechenden prozentischen Verhält=
nissen zu vermehren.

Die Vorzüge dieses sehr einfach auszuführenden Ver=
fahrens sind folgende: Die Konzentration der Eiweißlösung
ist eine angemessene, durch den starken Milchzuckerzusatz wird
der Ausfall an Fett zum Teil gedeckt, die zugeführten Wasser=
mengen sind auf ein bescheidenes Maß zurückgeführt, so daß
der Säugling nicht genötigt ist, größere Mengen als an der
Mutterbrust zu trinken. Dazu kommt noch, daß man vom
2. bis in den 9. Lebensmonat nur eine Mischung braucht.
Endlich ist die Mischung an Spannkraft (Brennwert) der
der Muttermilch fast gleichwertig. Die vielfach für die
Säuglingsernährung empfohlenen Milchpräparate, wie die
Gaertnersche Fettmilch, die Backhaus=Milch und andere,
haben nicht den Beifall der Kinderärzte finden können, da
mit ihnen den Kindern eine Milch gereicht wird, die
durch die verschiedensten Manipulationen ihre ursprünglichen
(biologischen) Eigenschaften verloren hat.

Es ist aber hier mit Nachdruck daran zu erinnern,
daß bei der künstlichen Ernährung der Säuglinge
noch viel mehr wie bei der natürlichen die zwischen
den einzelnen Mahlzeiten zu beobachtenden Pausen
auf das strengste innegehalten werden müssen. Wissen
wir doch, daß ein gesunder, mit Kuhmilch genährter

Säugling 2¹/₂—3 Stunden braucht, um den Mageninhalt vollständig zu entleeren. Daher darf die neue Flasche nicht gereicht werden, bevor der Magen ganz leer ist, und dazu gehören eben durchschnittlich 3 Stunden. Ganz bestimmte für alle Säuglinge allgemeingültige Regeln bezüglich des Verdünnungsgrades sowie der Menge der Einzelmahlzeiten lassen sich hierbei aber nicht geben, da nur durch eine fürsorgliche Überwachung des Gesundheitszustandes des Säuglings, die Beobachtung seiner Darmentleerungen, die Kontrolle des Körpergewichts durch die Wage Fehler vermieden werden können. Muß man doch mit einer Reihe von Umständen rechnen, die ganz allgemein für alle Fälle vorher nicht sicher zu berechnen sind. So z. B. die Güte der Kuhmilch, die im Einzelfalle verabreicht wird. Es ist doch ein himmelweiter Unterschied, geeignete Verdünnungsvorschriften zu liefern für eine gute, fette Musterstallmilch oder für eine vom fahrenden Milchmann, oder für aus einem Milchkeller bezogene, schon abgerahmte und verwässerte Milch, oder endlich für Milch, die von schlecht gehaltenem und genährtem Milchvieh aus einer sogen. Molkerei in der Stadt stammt. — Dann muß doch mit dem Nahrungsbedürfnis und der Verdauungskraft des Säuglings gerechnet werden, die genau so viele individuelle Verschiedenheiten aufweisen, wie bei Erwachsenen. Das lehren uns am besten die verschieden großen Nahrungsmengen von Brustkindern, die von einer Reihe von Ärzten veröffentlicht worden sind.

Zum Schluß müssen wir noch unsere Aufmerksamkeit auf den Wert und die Bedeutung der Kindermehle lenken. Diese Präparate enthalten sämtlich Mehle, die erst durch Einwirkung der Verdauungssäfte in ein lösliches Produkt, in Zucker, umgewandelt werden müssen. Nun kann schon das Neugeborne und der junge Säugling geringe Mengen dieser Mehlzusätze verdauen und in Zucker umwandeln, so daß eine geringe Beigabe von den Mehlen (in Form des

Hafer=, Gersten=, Reisschleims und ähnlicher billiger Mehl=
sorten) von dem Darmkanal vertragen und auch gut aus=
genützt wird. Aber erst im 3. und 4. Lebensvierteljahr
werden die Stärke lösenden und umwandelnden Drüsensäfte
so reichlich abgesondert, daß Kindermehle in größeren Mengen
ungestraft gereicht werden dürfen. Frühzeitige Ernährung
mit Mehlen verursacht große Schädigungen im Organismus
des Säuglings, die oft kaum wieder gut zu machen sind.
Daraus folgt, daß die Kindermehle sämtlich nicht die große
Rolle in der Ernährung des Säuglings spielen dürfen, die
ihnen von der Reklame der Nährmittelfabrikanten zuerteilt
wird. Bei älteren Säuglingen und in gewissen Ernährungs=
störungen sind sie indessen unter Kontrolle des Arztes von
großem Wert.

Wer uns bis hierher mit Aufmerksamkeit gefolgt ist,
dem kann es nicht entgangen sein, daß die künstliche Er=
nährung in der Tat eine Kunst ist, die an das Verständnis
der Mütter nicht geringe Anforderungen stellt. Oft ist es
nicht leicht, das Lebensschifflein eines künstlich genährten
Säuglings durch die verschiedenen Klippen, an denen es zu
zerschellen droht, heil und gesund hindurchzuführen. Aber
selbst im Falle eines guten Gelingens ist ein an der Mutter=
brust gestillter Säugling dem künstlich aufgezogenen an
Lebenskraft und Lebenswahrscheinlichkeit ganz bedeutend über=
legen. Das möge jede Mutter, die Freude an ihrem Kinde
haben will, beherzigen!

Die Hygiene
der Kinderstube und des Kinderwagens.

Von

Privatdozent Dr. Trumpp.

Die Einrichtung eines eigenen Zimmers für die Kinder gilt leider vielfach noch als Luxus. Bei Beachtung gewisser hygienischer Forderungen kann aber die Kinderstube so wesentlich zur gedeihlichen Entwicklung der Kinder beitragen, daß man eher auf die sogenannte gute Stube als auf die Kinderstube verzichten sollte.

Das Kinderzimmer muß groß, hell, sonnig sein, nach Süden oder Westen gelegen. Zur künstlichen Beleuchtung diene eine Petroleumhängelampe oder elektrisches Licht, zur künstlichen Erwärmung ein mit Buchenklötzen geheizter Kachelofen. Die Temperatur des Zimmers betrage für gesunde Säuglinge 19—20° C, für ältere Kinder 17° C. Im Sommer sind Tag und Nacht die Fenster offen zu halten. An sehr heißen Tagen lasse man während der Mittagsstunden die Rolläden herab, um Überhitzung des Zimmers zu vermeiden. Im Winter wird Verderbnis und Austrocknung der Luft dadurch verhindert, daß man etwa alle 2 Stunden für 2—3 Minuten gleichzeitig Tür und Fenster öffnet. Die Kinder sind so lange im Nebenzimmer unterzubringen. Durch entsprechende Einrichtung und Instandhaltung des Zimmers kann man die gesundheitsschädliche Ansammlung von Staub und Schmutz verhüten. Der Fußboden muß glatt und frei von Fugen und Ritzen sein und darf selbstverständlich nur feucht aufgewischt werden. Die Wände sollen glatt, ohne Stuckverzierung, nicht mit Tapeten oder Stoffen bekleidet, sondern einfach geweißt oder bis zu halber Höhe mit Ölfarbe oder Emailfarbe gestrichen sein. Getünchte Wände werden halbjährlich geweißt, gestrichene von Zeit zu Zeit abgewaschen. Man dulde keinerlei Staubfänger im Zimmer, wie schwere, nicht waschbare Vorhänge, Teppiche, mit Stoff bezogene Möbel. Tische, Bänke und Stühle sollen den einfachsten orthopädischen Ansprüchen genügen, frei von scharfen Ecken und Kanten und, der leichteren Reinhaltung wegen, mit Öl= farbe gestrichen sein.

Für Säuglinge, welche mit Gehversuchen beginnen, schaffe man eine „Gehschule" an. Eine solche besteht zweckmäßig aus vier einen Meter langen, einen halben Meter hohen, zum Viereck zusammenstellbaren Schutzwänden. Die untere Hälfte jeder Wand bildet ein auf der Innenseite gepolstertes Brett, die obere Hälfte ein grobmaschiges Schnurnetz. Als Boden dient eine feste Matratze.

Das Brett hält Zugluft ab, das Gitter gestattet den freien Ausblick in die Stube, ermöglicht auch dem Kinde, sich daran in die Höhe zu ziehen. Die allseitige Polsterung verhütet irgendwelche Beschädigungen. Das Kind ist in der Gehschule sicherer aufgehoben als bei der besten Kinderfrau, vor allem aber vor Überanstrengung bewahrt, da es Be= wegungen lediglich aus eigenem Antriebe entsprechend seiner zunehmenden Muskelkraft ausführt.

Das Kinderbett sollte, wenn möglich, in einem eigenen Raume stehen, damit es Tags über nicht Staub und Aus= dünstung aufnimmt. Hygienisch einwandsfrei sind nur die in jüngster Zeit von Ärzten konstruierten Kinderbetten, am ge= eignetesten wohl das von Dr. Hußler in München angegebene Modell (Lieferant: C. Stiefenhofer, München, Karlsplatz).

Es ist aus Eisen hergestellt und in allen Teilen leicht zu reinigen. Die Seitenwände bestehen wie die Querteile aus

eifernen Sproffen. Die Wände sind hoch genug, um ein
Herausfallen der Kinder zu verhüten. Der Tragroft besteht
aus gekreuzten flachen Stahlbändern, die leicht federn, ohne
doch von der dauernden Belaftung Einfenkungen zurückzu=
behalten. Der Roft ruht auf leicht abnehmbaren, eifernen
Tragbügeln. Es sind demnach tote Ecken, die fich der
Reinigung entziehen, völlig vermieden. Ein befonderer Vorzug
des Bettes ift die Höhe des Roftes. Das Kind liegt fo hoch,
daß es der Zugluft am Boden entzogen ift und zudem mühe=
lofer von der Mutter beforgt werden kann.

Als Betteinlagen wähle man eine fefte Matratze aus
Roßhaar oder Seegras und ein ebenfolches niedriges Kopf=
kiffen. Für Säuglinge kann man der häufigen Durchnäffung
wegen einen Sack mit recht oft zu erneuernder Spreu ver=
wenden. Federunterbetten sind der fchlechten Luftdurchläffig=
keit wegen ungeeignet. Federoberbetten kommen nur für die
wärmebedürftigeren Säuglinge in Betracht, für ältere Kinder
wähle man lieber wollene Decken. Bett=Gardinen sind gefund=
heitsfchädlich, da sie die Luft abhalten, dagegen kann man
die Seitenwände der Säuglingsbetten mit wafchbarem Stoff
beziehen, um die Kinder vor Zugluft und grellem Licht zu
fchützen.

Durchaus notwendig erfcheint es, der Hygiene des
Kinderwagens größere Aufmerkfamkeit als bisher zu
fchenken. Da die Kleinen in ihm einen großen Teil des
Tages, wenn nicht den ganzen Tag zubringen, muß er den=
felben hygienifchen Anforderungen entfprechen wie das Kinder=
bett felbft; zudem darf er als fahrbares Bett bei seiner Fort=
bewegung weder zu ftarke Erfchütterungen noch zu heftige
Schwingungen auslöfen. Der Wagen muß geräumig sein,
der Korb nicht unter 90 cm Länge, 45 cm Breite, 35 cm
Tiefe. Einzig zweckmäßig erfcheint die Truhenform mit
gleicher Tiefe am Kopf= und Fußende und ebenem Boden.
Prinzeßwagen (Gondelform) und Halbwagen sind nicht zu

empfehlen, da in erſteren die Kinder zu oberflächlich und der gerundeten Form des Bodens wegen mit gekrümmtem Rücken gelagert, in letzteren zu ſehr dem Luftzug ausgeſetzt ſind. Der Rahmen des Kinderwagens ſoll aus naturfarbenem oder weiß geſtrichenem Peddig= oder Maſchinenrohr (ev. Weide) beſtehen. Der übliche Bezug mit Ledertuch iſt wegen des üblen Geruches und der durchaus ungenügenden Ventilation geſundheitsſchädlich und durch einen leicht abnehmbaren Bezug aus Waſchſtoff zu erſetzen, der ebenſo häufig zu wechſeln iſt wie die übrige Wagenwäſche.

Die ſonſtige Einrichtung des Wagenbehälters iſt die nämliche wie die eines Bettes. Die Wagendecke ſoll grau, grün oder mattblau ſein, keinesfalls weiß, weil von weißer Farbe die Sonnenſtrahlen ſtark reflektiert werden und die Augen der Kinder reizen und ſchädigen.

Das Klappverdeck ſoll aus vorerwähnten Gründen gleichfalls nicht aus Ledertuch, ſondern aus grobmaſchiger Leinwand hergeſtellt ſein. Bei etwa eintretendem Regen kann das Leinwandbach mit einem (ſonſt niedergeklappten) Leder=tuchbezug verſehen werden.

Vorhänge am Verdeck ſind zweckwidrig. Man führt die Kinder ins Freie, um ihnen möglichſt viel friſche Luft zu verſchaffen. Durch Zuziehen der Vorhänge wird dies ver=eitelt. Grelles Licht wird ſchon durch das Wagendach ge=nügend abgehalten. Wenig vernünftig iſt es, den Dachrand mit Klunkerchen und Trobbelchen zu beſetzen, da dieſe von den Kleinen nur zu gern losgeriſſen und in den Mund ge=ſteckt werden. Streng zu widerraten iſt das Aufhängen von baumelndem Spielzeug am Wagendach. Durch die an=ſtrengenden Verſuche, den in ſteter Bewegung befindlichen Gegenſtand mit den Augen zu fixieren, werden die Kinder ſchwindlig und fangen an, ſtark zu ſchielen.

Die beſte Gangart des Wagens ſichern Deutſche Schwung=federn oder Eiſedern und Bicycleräder mit Tangentenſpeichen

und Gummireifen. (Mit allen wünschenswerten Neuerungen
versehene Wagen sind bei J. Mosler, München, Frauenplatz,
zu haben).

Die genaueren Ausführungen, auch über die richtige
Benutzung des Kinderwagens, wollen in dem illustrierten
Artikel der Gartenlaube, Heft 32, 1906, nachgelesen werden.

Hygiene des Säuglings in den heissen Tagen.

Von

Dr. med. et phil. Leo Langstein.

Verfolgen wir die Kurve der Säuglingssterblichkeit während der Monate eines Jahres, dann sehen wir sie eine bedenkliche Steigerung zu jener Zeit erfahren, in der die Sonne am heißesten brennt, in der die Menschen der dumpfen, schwerheißen Luft zu entfliehen trachten, um im Grünen Erholung zu finden. Ganz besonders gefährdet ist also das kleine Kind in dieser heißen Zeit, wenn die materielle Lage der Eltern es ihnen nicht ermöglicht, die heiße dumpfe Luft mit einer erfrischenden Kühle im Grünen zu vertauschen. Was sind die Ursachen? Wie können wir sie verhüten?

Die erste wichtige Ursache liegt in der Schwierigkeit, die Tiermilch im Sommer ohne Verderbnis den Tag über aufzubewahren. Den großen Vorteil, den das natürlich ernährte Kind hat, die Milch im frischesten Zustande direkt aus der Brustdrüse zu genießen, unverdorben und schmackhaft, dieses Vorteiles geht das künstlich genährte Kind verlustig. Die niederen Lebewesen, die Pilze die in jeder Tiermilch enthalten sind, — in um so größerer Menge, je weniger sorgfältig sie gemolken und versandt wird — entfalten ihre Tätigkeit in gesteigertem Maße unter dem Schutze der Wärme und der Sonnenstrahlen. Veränderungen, die sonst während 24 Stunden Platz greifen, wenn ein Wintertag herrscht, sind in 1 bis 2 Stunden zur vollsten Blüte gediehen, wenn die Milch im heißen Raume sich befindet; dann

wuchern die kleinen Lebewesen üppig und verändern die Milch
in einer Weise, daß ihr Genuß von der schwersten Erkrankung
des Säuglings gefolgt sein kann. Darum ist die Versorgung
mit einer einwandsfreien Milch in den heißen Monaten, der
Gewinn aus einem Stalle, der wirklich nach den Grundsätzen
der modernen Hygiene geleitet ist, eine absolute Notwendigkeit,
und doppelt notwendig ist die streng saubere Handhabung
der Milch im Hause während der heißen Monate. Wenn
möglich, sollte die Milch im Sommer nicht einmal, sondern
zweimal frisch vom Melken geholt werden. Sofort nach ihrer
Ankunft in der Wohnstätte des kleinen Säuglings ist sie auf-
zukochen, hinterher sofort womöglich durch Eis oder eiskaltes
Wasser abzukühlen und in diesem tiefgekühlten Zustande in
einer peinlich sauberen Flasche, an einem absolut sauberen
Orte, aufzubewahren. Niemals sollte im Sommer, auch für
den Winter wäre es mein Wunsch, eine Milch gegeben werden,
die länger als 12 Stunden, wenn auch an kühlem Orte,
gestanden hat. Niemals sollte die erste Morgenmahlzeit des
Säuglings aus einem Milchquantum bestehen, das vom Tage
vorher steht. Da greife man lieber für diese erste Mahlzeit,
wenn absolut frische Milch nicht zu haben ist, zu einem
Fläschchen dünnen russischen, gesüßten Tees oder einer dünnen
Mehlsuppe. Also kurz gesagt, — die auch in den kalten
Monaten notwendige peinliche Sauberkeit in der Milchbe-
schaffung und in der Zubereitung derselben für das Kind
muß im Sommer in verschärftem Maße gehandhabt werden.

Noch ein zweiter Punkt für die Zunahme der Frequenz
der Häufigkeit der Ernährungsstörungen und leider damit
auch für die Zunahme der Todesfälle in den heißen Monaten
kommt in Betracht. Sie alle wissen aus Ihrer eigenen Erfahrung, daß wir Menschen im Sommer viel leichter zu einem
Darmkatarrh, zu einer Störung unserer Magen-Darmfunktionen
neigen, als im Winter. Viel ungestrafter wird man im
Winter sein opulentes Essen zu sich nehmen, als in der

heißen, schwülen Zeit. Wir alle schränken, wenn wir ver=
nünftig sind, unsere Mahlzeiten in den heißen Tagen ein;
auch der Appetit ist ein geringerer, zum Glück. Wir sollten
diese Nutzanwendung, die wir aus der täglichen Beobachtung
schöpfen, auch dem Säugling zukommen lassen, der seinen
Hunger oder seine Sättigung leider nicht äußern kann. Wir
müssen uns im Sommer doppelt hüten, einen Säugling zu
überfüttern, wir dürfen ihm nicht mehr als fünf Mahlzeiten
am Tage geben und werden gut tun, ihm jede einzelne Mahl=
zeit um ein Viertel dessen zu kürzen, was er im Winter zu
sich nimmt, dann werden wir vielleicht zwar keine so gute
Gewichtszunahme sehen, wie im Winter, aber wir werden das
Kind ungefährdet in die kalte Jahreszeit hinüber bringen.
Ich will Ihnen nicht verschweigen, daß es heute noch zahl=
reiche Forscher gibt, die die Ursache der Häufigkeit der Er=
nährungsstörungen im Sommer nicht im Genusse verdorbener
Milch, sondern in einer gefährlichen Wirkung der Hitze auf
den Säuglings=Organismus sehen, die ihn unfähig macht,
eine sonst einwandfreie Nahrung in denselben Mengen wie
im Winter ohne Schädlichkeit zu bewältigen. Trifft auch
diese Theorie nicht in dem Sinne zu, daß sie auf allgemeine
Gültigkeit Anspruch machen könnte, so ist es doch zweifellos
richtig, daß eine Einschränkung der Nahrungszufuhr im
Sommer für den Säugling nicht nur nützlich, sondern sogar
notwendig ist. Es ist sicher, daß wir Magen=Darmerkrankungen,
die gefürchteten Sommerdurchfälle eher vermeiden werden,
wenn wir den Säugling bei knappem als wenn wir ihn bei
reichem Regime halten. Sie müssen den Säugling im Sommer,
so weit es geht, der Wirkung der dumpfen Hitze entziehen.
Sie dürfen ihn nicht in einem Raum halten, der stickig ist
und gefüllt von der Atmungsluft vieler Menschen. Sie dürfen
ihn nicht in zahlreiche Decken, Windeln und Kautschuktücher
einpacken und damit einen Zustand heraufbefördern, der dem
Hitzschlag des Erwachsenen gleichkommt. Sie müssen ihn

luftig halten, nur mit einem Hemdchen bekleidet, möglichst
teilhaftig werden lassen der Segnungen der frischen Luft;
insbesondere am Abend, wenn es kühler wird, die Fenster
der kleinen Wohnung aufreißen, damit der frische Lufthauch
auch ihn erfrischt. Ich rate in meiner Praxis, in den heißen
Tagen im allgemeinen den Säugling recht locker zu halten
und ihn womöglich dreimal am Tage mit kühlem Wasser
zur Erfrischung abzuwaschen. Ich rate Ihnen zu dieser ein=
fachen Prozedur, wenn Sie die schädlichen Folgen der Hitze
für den kleinen Organismus vermeiden wollen. Der Organis=
mus des Säuglings ist nämlich nicht so beschaffen, daß er
seine Temperatur ebenso regulieren kann wie der Erwachsene,
sein Wärmeregulierungsapparat funktioniert noch nicht so gut.
Wir erwachsenen Menschen halten an unserer Körpertemperatur
ziemlich konstant fest, mögen wir uns in Schnee und Eis
oder in tropischen Ländern befinden, der Säugling ist hier
im Nachteil. Bei äußerer starker Kälte kühlt er leicht ab,
und Wärme muß ihm dann künstlich zugeführt werden, bei
schwerer Hitze dagegen erhitzt er sich leicht und seine Tempe=
ratur kann hohe, ja höchste Grade erreichen — ein gefährlicher
Zustand, denn er wirkt auf sämtliche Funktionen des Organis=
mus und macht dem jungen Leben oft mit rapider Schnellig=
keit ein Ende.

Was aber haben wir zu tun, wenn das Gefürchtete ein=
getreten ist, wenn die ersten Durchfälle sich einstellen, das
Kind zu erbrechen beginnt und der Verfall eintritt? Es ist
ja natürlich, daß hier sofort ärztlicher Rat eingeholt werden
muß, daß nur ärztliches Handeln hier einen Erfolg in der
Behebung der Störung verspricht. Aber was tun wir, bevor
der Arzt erreichbar ist? Ist die Temperatur sehr hoch, dann
legt man zweckmäßig das Kind in kalte Tücher, als Nahrung
gibt man ihm nun keine Milch mehr, diese muß, und das
ist eine Hauptregel, sofort weggelassen werden. Sie
geben, um den Durst des Kindes zu löschen, eine Abkochung

von dünnem russischen Tee und sonst nichts. Dann haben Sie wenigstens so lange nichts versäumt, bis der Arzt kommt und seine Anordnungen trifft. Sie sehen, doppelt schwierig wird das Problem der künstlichen Ernährung in den heißen Monaten, und während der Säugling an der Brust in ungestörtem Wohlbefinden seinen Sommer verbringt, rafft die heiße Zeit viele der künstlich genährten Kinder dahin.

Über die Entstehung von Darmkrankheiten des Säuglings.

Von

Privatdozent Dr. Salge.

Die furchtbaren Zahlen, die uns lehren, wieviel von dem Nachwuchs unserer Nation im zartesten Alter zugrunde gehen, haben immer mehr das Interesse aller Kreise, nicht nur der Ärzte, wachgerufen für den Kampf gegen die Säuglings=sterblichkeit. Fragt man nach den Krankheiten, die diesen jungen Kindern das Leben kosten, so stellt sich heraus, daß weit überwiegend die Darm= und Ernährungskrankheiten es sind, denen die große Zahl der Todesfälle zuzurechnen ist.

Mit diesen Krankheiten wollen wir uns heute kurz be=schäftigen.

Zunächst sei betont, daß praktisch hier nur die künstlich genährten Kinder in Betracht kommen. Denn wenn auch Darmerkrankungen bei Brustkindern vorkommen, so sind sie meist nicht schwerer Art, bedrohen nur sehr selten das Leben und stehen an Zahl so weit hinter den Darmerkrankungen der künstlich genährten Kinder zurück, daß sie hier ver=nachlässigt werden dürfen.

Beim künstlich genährten Kind müssen zweierlei Arten von Darmstörungen scharf unterschieden werden:

1. Solche, bei denen die Ernährungsform, die Nahrungs=menge usw. fehlerhaft war und zur Entstehung der Krankheit führte. In diesen Fällen kann die Qualität der Nahrung an sich tadellos sein. Besonders muß betont werden, daß auch

die denkbar beste Milch bei verkehrter Art der Anwendung, namentlich bei zu großer Menge zu schweren, auch lebens= gefährlichen Erkrankungen führen kann. Das ist im Publi= kum leider wenig bekannt, und wenn ein Kind erkrankt, so glaubt man stets berechtigt zu sein, eine „schlechte" oder „verdorbene" Milch dafür verantwortlich machen zu müssen. So wenig bestritten werden kann, daß verdorbene oder mit Krankheitskeimen stark verunreinigte Milch schwere Krankheiten des Säuglings hervorrufen kann, so falsch ist es hierauf allein zu achten und darüber die richtige Form und Menge der Ernährung zu vernachlässigen.

Aus diesem Grunde genügt es nicht zur Verminderung der Säuglingssterblichkeit in den minderbemittelten Ständen (und hier ist sie bekanntlich besonders groß) diesen gute Milch zukommen zu lassen. Man hat das versucht durch Verbesserung der Viehhaltung und der Milchhygiene nament= lich in den großen Städten, ferner durch Verteilung von Anweisungen, auf die hin die Mütter sich gute Milch ver= schaffen können. Diese Bestrebungen sind ganz gewiß sehr nützlich und lobenswert, aber sie treffen nur einen der Gründe für die vielen Darmerkrankungen der Säuglinge, sie helfen allein nicht viel, weil die gute gelieferte Milch nicht in richtiger Form und Menge verwendet wird. Es fehlt die Anleitung für die Mutter, die mündliche Unterweisung der Mutter durch den Arzt. Sie ist den allgemein gehaltenen schrift= lichen Anleitungen, den sog. Merkblättern, wie sie jetzt viel= fach ausgegeben werden, nach Ansicht aller Sachverständigen, die sich praktisch mit der Frage beschäftigt haben, ganz ent= schieden vorzuziehen. Derartige Einrichtungen, sog. Säuglings= fürsorgestellen, existieren z. B. in Berlin, wo sie von der Stadt, und in Charlottenburg, wo sie vom Roten Kreuz ins Leben gerufen wurden.

Wir wollen uns jetzt mit den wichtigsten Punkten be= schäftigen, die dort der Mutter gelehrt werden, und wollen unterfuchen, welche Nachteile fich aus dem Nichtbefolgen diefer Vorfchriften ergeben.

Fragen wir uns zunächft, welche Mengen von Nahrung foll ein Kind in den verfchiedenen Lebensmonaten erhalten. Als Lehrmeifterin dient uns hier die Natur, d. h. wir beobachten, wieviel die Kinder in den einzelnen Monaten bei normalem Gedeihen an der Mutterbruft trinken.

Am erften Lebenstage trinkt das Kind nichts, foll auch nichts trinken; dann werden zunächft nur fehr geringe Mengen genommen, und ganz allmählich fteigert fich die getrunkene Menge bis auf ca. ½ Liter und etwas darüber, nämlich 600 ccm.

Im zweiten Monat fteigt diefe Menge auf ca. ³/₄ Liter, um am Ende des dritten Monats ungefähr 1 Liter zu erreichen.

Im zweiten Vierteljahr bleibt ungefähr diefelbe Menge beftehen, und höchftens gegen Ende des erften Halbjahres fteigert fich die Milchmenge auf 1100—1200 ccm. Bei diefer Menge bleibt das Kind bis zum Alter von ³/₄ Jahren, wo es abgeftillt bezw. zur mehr gemifchten Koft übergeleitet wird.

Das find die normalen Tagesmengen, die auch bei künftlicher Ernährung nie überfchritten werden follten.

Die zweite Frage ift, wie oft am Tage und in welchen Paufen ein Kind angelegt werden foll.

Die Antwort lautet: nicht häufiger als fechsmal in 24 Stunden und nie in kürzeren als dreiftündigen Paufen.

Denn erft nach 2½ bis 3 Stunden ift der Magen mit der vorangegangenen Mahlzeit fertig und vermag eine neue Portion zur Verarbeitung in Angriff zu nehmen. Wir werden fpäter hören, wie wichtig die Innehaltung diefer Forderung ift. Die durchfchnittliche Menge, die ein Kind demnach bei jeder Mahlzeit trinkt, läßt fich leicht berechnen.

Wenn z. B. ein Kind von 4 Wochen 600 ccm täglich in 6 Mahlzeiten trinkt, so sind das pro Mahlzeit 100 ccm.

Jenseits des ersten Vierteljahrs spätestens tut man gut, die Zahl der Mahlzeiten auf fünf zu erniedrigen, und ein Kind, das dann 1 Liter = 1000 ccm pro Tag trinkt, würde pro Mahlzeit 200 ccm. zu sich nehmen.

Diese durchschnittlichen Einzelportionen und mindestens dreistündigen Pausen müssen auf jeden Fall innegehalten werden bei künstlicher Ernährung.

Ja es ist hier sogar gut eher noch größere Pausen zu wählen, weil der Magen die künstliche Nahrung noch langsamer verdaut als die Frauenmilch und noch später leer wird.

Was geschieht nun, wenn man diese Vorschriften nicht innehält?

Die neue Nahrung trifft beim Eintritt in den noch nicht mit seiner Arbeit fertigen Magen nicht mit Verdauungssäften zusammen, sondern vermischt sich mit dem noch vorhandenen Speisenrest. Zur Verarbeitung des nun vorhandenen Mageninhalts sind neue Mengen von Verdauungssäften notwendig, die bei weiterem Fortbestehen der Magenüberlastung schließlich von dem überarbeiteten Magen nicht mehr geleistet werden können. Sobald das der Fall ist, hört auch die normale Umsetzung der Speise d. h. der Milch auf, es hört auch die bakterientötende Kraft des Magensaftes auf und der Mageninhalt wird von den stets in großer Menge mit verschluckten Bakterien, Hefen usw. zersetzt. Die jetzt entstehenden Zersetzungsprodukte sind krankhafter Art, sie schädigen den Magen und erzeugen einen Magenkatarrh, sie schädigen aber auch den Ablauf der normalen Verdauungsvorgänge in dem an den Magen sich anschließenden Dünndarm. Denn dieser ist eingerichtet auf die Weiterverarbeitung der Produkte der normalen Magenverdauung, nicht aber auf die krankhaft zersetzten Massen, die jetzt aus dem Magen in den Darm übergehen.

Statt daß eine ordnungsmäßige Verdauung eintritt, nehmen die Zersetzungen ihren Fortgang, der Darm wird in seiner Leistungsfähigkeit schwer geschädigt, seine Wand wird durch den krankhaften Stoff schwer gereizt, erkrankt, und wir haben einen Darmkatarrh vor uns.

Die entstandene Krankheit kann ganz verschieden schwer sein. Von der leichtesten Magenstörung, die das Allgemein= befinden kaum beeinflußt, bis zum lebensgefährlichen Brech= durchfall können alle Abstufungen beobachtet werden. Sehr oft entwickelt sich die Krankheit allmählich, zuweilen scheint es aber, als ob sie ganz plötzlich das gesunde, bisher gut gediehene Kind ergreift. Das ist in Wirklichkeit sehr selten. Den Kundigen machen schon stets einige Zeit vorher allerlei Anzeichen auf die kommende Gefahr aufmerksam. Oft sind nur einige Zeit vorher ein mangelhafter Appetit, geringe Leibschmerzen, leichte und vorübergehende Unregelmäßigkeiten des Stuhles vorhanden, Anzeichen, auf die oft nicht viel ge= achtet wird. So kommt es, daß man leicht den Eindruck erhält, die Krankheit habe plötzlich begonnen, während sie in Wahrheit schon bestand und nur deutlicher geworden ist.

Die Stuhlentleerungen nehmen dann die bekannte grüne Farbe und hackrige Beschaffenheit an, sie werden dünn und zahlreicher als in gesunden Tagen, in schweren Fällen werden sie spritzend, verlieren ganz die Beschaffenheit von Kot, sind rein wässrig; daneben kann verschieden schweres Erbrechen bestehen oder auch fehlen.

In jedem derartigen Fall ist sofort ein Arzt zu rufen, nicht erst nachdem fruchtlose Versuche mit Hausmitteln oder mit diesem oder jenem in der Zeitung angepriesenen Nähr= präparat gemacht sind. Der Laie hat zunächst nur eins zu tun: sofort die Milch fortzulassen und nur einfachen Tee oder abgekochtes Wasser zu geben, bis der Arzt das Kind ge= sehen hat.

Es kann hier nicht meine Aufgabe sein die Formen der

Ernährung derartig erkrankter Kinder zu schildern, das muß unbedingt dem Arzt überlassen bleiben; nur soviel sei gesagt, daß sich die fettreichen Nährgemische und Nährpräparate hier nicht eignen, daß selbst bei der Frauenmilch der hohe Fettgehalt nicht unbedenklich sein und zu besonderer Vorsicht veranlassen kann.

2. Neben diesen durch fehlerhafte Ernährung entstandenen Krankheiten stehen andere, die direkt durch krankmachende Bakterien hervorgerufen werden. Sie können recht verschiedener Art sein, hier sei eine Form hervorgehoben, die praktisch besonders wichtig ist. Die Kinder werden zunächst sehr unruhig, schreien viel, verlieren den Appetit und entleeren häufiger Stuhl. Die Zahl der Entleerungen nimmt immer mehr zu, es zeigt sich reichlich Schleim in ihnen, die kotige Beschaffenheit der Stühle nimmt immer mehr ab, dafür werden häufiger und häufiger kleine Mengen trüben, mit Eiter gemischten Schleimes entleert, zu dem auch bald noch Blut tritt. Wir haben jetzt eine akute Dickdarmentzündung vor uns, eine schwere fieberhafte Infektionskrankheit. Als Erreger dieser Krankheit kommen wahrscheinlich gewisse Eiterkokken sog. Kettenkokken und die Ruhrbazillen in Betracht.

Auch diese und verwandte Krankheiten bedrohen ernstlich das Leben des Säuglings, auch hier muß ohne Verzögerung ein Arzt geholt und sofort die Milch weggelassen werden.

Die weitere Behandlung, die nicht ganz einfach ist, muß unbedingt vom Arzt überwacht und angegeben werden, nur mag gesagt werden, daß hier die Krankheit weniger große Vorsicht in der Auswahl der Nährgemische verlangt. Zunächst soll hier, wenn irgend möglich, Frauenmilch gegeben werden, die auch in ausreichenden Quantitäten sehr bald unbedenklich gegeben werden kann.

Beide Formen von Darmkrankheiten haben gemeinsam, daß nach Ablauf der krankhaften Erscheinungen und bei vernünftiger Nahrung, selbst bei Frauenmilch die Kinder oft nicht wieder zur Zunahme zu bringen sind. Sie machen dann kaum einen kranken Eindruck, haben guten Appetit, guten Stuhl, nehmen genügend Nahrung zu sich, wollen aber nicht zunehmen. Diesen Zustand nennt man Atrophie, eine Stoff= wechselstörung, die an anderer Stelle besprochen werden muß.

Eine Reihe von Nach= und Nebenkrankheiten müssen bei den verschiedenen Arten der Säuglingsdarmkrankheiten be= achtet werden. Außerordentlich häufig sind Erkrankungen des Ohres, häufig (namentlich bei Mädchen) solche der Blase, oft zeigen sich Geschwüre der Haut, Lungenerkrankungen usw.

Alles das muß genau überwacht werden und rechtfertigt zum Schluß nochmals die dringende Mahnung, schon beim Beginn jeder, auch der kleinsten Darmstörung sofort den Rat des Arztes einzuholen.

Die Ernährungsstörungen des Säuglings, ihre Ursachen, Verhütung und Bekämpfung.

Von

Dr. med. et phil. Leo Langstein.

Das statistische Material, das Sie in Saal I verarbeitet sehen, macht Sie mit zwei fundamentalen Tatsachen bekannt: 1. Die Sterblichkeit der Kinder im ersten Lebensjahr betrifft in erster Linie die künstlich genährten Kinder; 2. ungefähr 50 Prozent aller Todesfälle der künstlich genährten Säuglinge sind bedingt durch Ernährungsstörungen.

Diese Zahlen sprechen eine beredte Sprache, sie fordern uns auf, den Ursachen nachzuspüren, aus denen die Magen-Darmerkrankungen der Säuglinge hervorgehen, denn nur durch ihre genaue Kenntnis lernen wir sie verhüten und bekämpfen. Daß natürlich ernährte Kinder kaum jemals an Magen-Darmerkrankungen zugrunde gehen, hat seinen ganz besonderen Grund. Während nämlich das Hauptnährmittel der künstlich genährten Säuglinge, die Tiermilch, außerordentlich leicht Schädlichkeiten und Verderbnis ausgesetzt ist, die Einführung verdorbener Milch aber unberechenbare Gefahren für den Säugling mit sich bringt, kennen wir eine qualitativ schlechte Frauenmilch überhaupt nicht. An diesem Hauptsatz müssen Sie festhalten. Es ist möglich, daß die Frauenmilch der verschiedenen Mütter nicht immer die gleiche Zusammensetzung hat, daß quantitative Verschiedenheiten in bezug auf den Gehalt an gewissen Substanzen bestehen, dies kann aber den wichtigen

Hauptsatz in seiner Richtigkeit nicht erschüttern, daß die Muttermilch die absolut beste Nahrung für den Säugling ist, daß sie durch nichts ersetzt werden kann, und daß alle diejenigen, die behaupten, künstlich einen Ersatz der Muttermilch geschaffen zu haben, Reklame treiben.

Und doch gibt es eine geringe Anzahl von Störungen des Säuglings, die sich auch bei der natürlichen Ernährung einstellen; diese wollen wir kurz erwähnen. Es kommt vor, daß sich bei einem Säugling, der ausschließlich Muttermilch als Nahrung erhält, Durchfälle einstellen, es kommt vor, daß die Stuhlentleerung träge erfolgt, daß die Mütter angeben, ihre an der Brust ernährten Kinder entleeren nur Stuhl, wenn man ihnen ein Abführmittel verabreicht; es kommt endlich vor, daß ein Kind lange Zeit trotz ausschließlicher Ernährung an der Brust in seinem Gewichte nicht vorwärts kommt und diese Tatsache die ängstliche Mutter und deren nicht kritische Angehörigen und Bekannte zu der Meinung veranlaßt, die Muttermilch tauge nichts.

Betrachten wir das Wesen dieser drei Störungen, so müssen wir uns vor allem darüber klar sein, daß der so enorm wichtige Grundsatz bei der Ernährung der Säuglinge, die Nahrung in großen Pausen zu verabreichen, auch für die natürliche Ernährung gilt. Ebenso, wie der Erwachsene nicht unregelmäßig seine Mahlzeiten einnimmt, sondern drei Hauptmahlzeiten in fünf- bis sechsstündigen Pausen einhält, wenn er nicht Gefahr laufen will, an mehr oder minder schweren Störungen zu erkranken, ebenso wichtig ist es, regelmäßige Pausen bei der Ernährung an der Brust genau innezuhalten.

Zahlreiche Untersuchungen haben uns gelehrt, daß der Magen eines Säuglings, der natürlich ernährt wird, nach zwei bis drei Stunden, der Magen eines Säuglings, der Tiermilch, im speziellen Kuhmilch, erhalten hat, erst nach drei

bis vier Stunden seinen Gesamtinhalt in den Darm entleert
hat. Geben wir nun zu einer Zeit Nahrung, da die von
der vorhergehenden Mahlzeit stammende zum Teil noch im
Magen enthalten ist, so mischen wir eine frische Milch mit
einem zersetzten Inhalt, lösen abnorme Gärungsprozesse aus,
die unter Umständen zu Durchfällen führen können. Zu
gleicher Zeit findet der Magen durch die fortwährende Inan=
spruchnahme keine Ruhe und erschlafft schließlich, wird träge
und vermag nicht mehr die eingeführte Nahrung zu bewältigen.
Die unregelmäßige Nahrungszufuhr an der Brust, die zu
häufige Darreichung der Muttermilch ist eine der verbreitet=
sten Ursachen der Störungen bei der natürlichen Ernährung,
die sich sowohl in Durchfällen, wie auch in Verstopfung
zeigen können. So lange die Mütter nicht lernen werden,
in regelmäßigen, drei= bis vierstündigen Pausen dem Kinde
die Brust zu reichen, so lange werden die Ernährungsstörun=
gen an der Brust nicht verschwinden, so lange wird unbe=
rechtigterweise die Beschaffenheit der Muttermilch beschuldigt
werden, an den Verdauungsstörungen der Säuglinge Schuld
zu tragen, während einzig und allein die mangelhafte Technik
der Ernährung Schuld an der Auslösung der Krankheit
trägt. Einem Kinde darf nicht so oft Nahrung gegeben
werden, als es schreit. Es ist ein weit verbreiteter Fehler
in den Anschauungen der Mütter, daß sie nur eine einzige
Ursache für die Unruhe ihres Kindes kennen, den Hunger,
und niemals bedenken, daß auch die gegenteilige Tatsache,
die Überfütterung, der auslösende Grund der Unruhe sein
kann. Ich rate sämtlichen Müttern, mag es sich um natürlich
oder künstlich genährte Kinder handeln, zu folgenden Tages=
zeiten Nahrung zu reichen: um 6 Uhr früh, um 10 Uhr vor=
mittags, um 2 Uhr mittags, um 6 Uhr nachmittags und
um 9 Uhr abends. In der Nacht muß das Kind schlafen
und ein gesundes, vernünftig ernährtes Kind schläft auch
durch. Aber auch die Mutter muß ihre Nachtruhe haben,

um sich am nächsten Tage neugestärkt der Pflege und Er=
nährung ihres Kindes widmen zu können. Sehr bald hört
das Schreien und das Erwachen des Säuglings in der Nacht
auf, wenn man ihn ruhig gewähren läßt oder ihm statt der
erwarteten Milchnahrung ein Fläschchen bitteren Tees reicht.

Ein großer Teil der Ernährungsstörungen an der Brust
fällt weg, wenn die hier skizzierten Regeln zur Anwendung
gelangen. Für den andern Teil wird uns Erklärung, wenn
wir die Menge der täglich vom Säugling getrunkenen Milch=
menge genau messen. Es ist ein Hauptgrundsatz der ärztlichen
Behandlung jeder Ernährungsstörung, sich vorher klar zu
sein über die für einen Säugling in einer bestimmten Lebens=
periode notwendigen Nahrungsmengen und sich unmittelbar
Anschauung zu verschaffen über die getrunkenen Mengen.
Durch die Wägung des Kindes vor und nach der Mahlzeit,
vor dem Anlegen an die Brust und nach der Sättigung,
lernen wir die täglich getrunkene Milchmenge kennen und
sind in der Lage, bei einem Zuviel durch gewisse Ab=
änderungen die richtige Quantität zuzuführen, und wir haben
das Recht, bei einem Zuwenig etwas künstliche Beinahrung
zuzuführen, aber auch nur dann. Nicht Großmüttern, Tanten
und Hebammen darf es überlassen bleiben, die Bestimmung
zu treffen, daß ein Säugling außer der Ernährung an der
Brust etwas Beinahrung erhalten muß, sondern nur dem
Arzte, der allein imstande ist, die richtige Beurteilung dafür
zu finden und die künstliche Beinahrung in einer dem Säug=
ling resp. seinem Alter passenden Weise auszuwählen. Denn
es ist kein gleichgültiger Schritt, ob ich dem Säugling außer
der Muttermilch etwas zuführe oder nicht; genau muß indi=
vidualisiert, genau die Menge zugemessen werden, sonst beginnt
hier eine Reihe leider oft nicht zu behebender Störungen.

Schließlich möchte ich Ihnen noch mitteilen, daß es eine
Reihe von in der Anlage des Kindes liegenden Störungen
gibt, die auch bei der Ernährung mit Muttermilch sehr lang=

sam behoben werden. Aber nichts wäre verkehrter als des=
wegen die künstliche Ernährung an die Stelle der natürlichen
zu setzen. Nur ärztliche Aufsicht und ärztlicher Rat, nicht
das Urteil von Laien darf hier zur Richtschnur des heilenden
Handelns werden.

Haben wir im vorhergehenden die Ernährungsstörungen
an der Brust kennen gelernt, die leichter zu beheben sind
und deren Ursache niemals schlechte Qualität der Nahrung,
sondern immer nur ein Zuviel oder ein Zuwenig resp. mangel=
hafte Technik der Ernährung ist, so wird das Bild bei der
künstlichen Ernährung leider ein bedeutend bunteres. Auch
hier sehen wir einen großen Teil der Störungen, Durch=
fälle, Verstopfung, Abmagerung, bedingt durch unzureichende
Technik, auch hier werden wir eine große Reihe von Stö=
rungen vermeiden lernen, wenn sich der Grundsatz, daß tags=
über nur fünf Mahlzeiten gegeben werden dürfen, nachts
hingegen keine, sich allgemeine Anerkennung verschafft hat.
Aber noch etwas Zweites kommt hier hinzu. Wir müssen
erstens Wert legen auf die Beschaffung einer tadellosen, ein=
wandsfreien Milch, wir müssen zweitens die dem jeweiligen
Alter entsprechende Mischung dem Kinde verordnen. Leider
sind die Grundsätze einer tadellosen Versorgung der Städte
mit Kindermilch zwar allgemein bekannt, aber noch nicht
allgemein eingeführt. Die Milch muß kurz gesagt so be=
schaffen sein, daß sie mit absolut sauberen Händen in einem
tadellos reinen Stalle von gänzlich reinen Tieren gemolken,
sofort nach der Melkung tief gekühlt und womöglich in tief
gekühltem Zustande den Parteien ins Haus geliefert wird.
Es ist hier nicht der Platz, auf alle die Verbesserungen ein=
zugehen, die die Milch=Hygiene gemacht hat, von denen zu
hoffen ist, daß sie auch einem nicht bemittelten Publikum in
Bälde eine musterhafte Milch zugänglich macht.

Ich möchte nur ein paar Worte über die Behandlung
der Milch im Hause sagen, damit diese nicht der dem

Säugling oft tobbringenden Verderbnis anheimfalle. Die Milch muß an einem absolut sauberen Orte aufbewahrt, sie muß kühl gehalten werden, womöglich in Eis, wenn nicht, dann in oft gewechseltem, der Bestrahlung durch die Sonne nicht ausgesetztem Leitungswasser. Sie muß in tadellos saubere Gefäße gefüllt und in ebenso sauberen Fläschchen durch einen ausgekochten Sauger dem Säugling gereicht werden. Dieselben Grundsätze, die man heutzutage bei schweren Operationen anwendet, sind bei der Säuglings= ernährung zu befolgen; die peinlichste Reinlichkeit, die den Namen der Keimfreiheit führt, ist für den Säugling gerade gut genug. Die zweite schwere Aufgabe ist die Herstellung einer passenden Mischung für den Säugling, die Darreichung einer jedem einzelnen Lebensmonat entsprechenden Quantität. Sie müssen. an dem Grundsatz festhalten, daß die künstliche Ernährung eine unnatürliche Ernährung ist und daß diese für jedes Individuum von Fall zu Fall durch den be= treffenden Arzt, nicht durch einen guten Bekannten, für das Kind bestimmt werden muß.

Allgemeine Regeln kann ich Ihnen hier nicht geben. Ich möchte Sie nur auf zwei Punkte aufmerksam machen, erstens, daß Sie bei einem künstlich genährten Kinde im ersten Monat nur ganz geringe Mengen Nahrung zuführen, die der Arzt bestimmen muß, und zweitens, daß Sie in den späteren Lebensmonaten bis zum Ende des ersten Lebens= jahres niemals eine größere Gesamtmenge pro Tag geben, als einen Liter. Ein Liter Flüssigkeit ist das äußerst zulässige Quantum für die Ernährung eines Kindes im ersten Lebens= jahre. Und doch, wenn Sie wie ich, Gelegenheit gehabt hätten, das Material einer großen Universitäts=Kinder=Poli= klinik zu sehen, dann würden Sie die traurige Erfahrung gesammelt haben, daß von 95 Prozent aller Mütter gegen diese letztgenannte Regel verstoßen wird, daß es nur eine verschwindend geringe Ausnahme=Anzahl von Säuglingen gibt, die von ihren Müttern nicht überfüttert werden. Und rächt sich auch solch eine Überfütterung nicht schon in den ersten Tagen, — es ist ein Glück, daß unsere Säuglinge in dieser Beziehung etwas aushalten — schließlich und endlich tritt doch die Störung ein, und sie ist dann nur außerordentlich schwer zu beheben, leider oft der Anfang vom Ende.

Noch auf einen dritten Punkt möchte ich hier hinweisen, das ist die leider so sehr beliebte Anwendung von Mehl zur Aufpäppelung der Kinder. Eine gefährliche Reklame ist es — eine Reklame, die das deutsche Reich jährlich tausende von Opfern kostet — die mit Kindermehlen getrieben wird, die sich sogar manchmal zu dem Ausspruche versteigt, daß ein bestimmtes Mehl den einzigen und besten Ersatz der Muttermilch darstellt. Ich kann es Ihnen hier, auf meine lange Erfahrung gestützt, sagen, daß eine solche übertriebene Mehlernährung eines Säuglings in absehbarer Zeit zum sicheren Tode führt. Auch die Mehle dürfen nur verabreicht werden, wenn der Arzt sie für erforderlich hält. Es ist kein Zweifel, daß ihre richtige Anwendungsweise, ärztlich beaufsichtigt, gutes stiftet, aber nur dann. Der Mutter nach freiem Belieben überlassen bildet die Mehlernährung eine schwere Gefahr für das Kind.

Lassen Sie mich kurzweg wiederholen: Wir kennen allerdings Ernährungsstörungen an der Brust, sie sind nicht schwer und leicht zu behandeln; wir kennen solche, die durch ein Zuviel, solche, die durch ein Zuwenig bedingt sind. Wir kennen aber keine, die von einer schlechten Qualität der Frauenmilch herrührt.

Viel komplizierter liegen die Verhältnisse bei der Tiermilchernährung. Auch hier spielt die mangelhafte Technik der Ernährung als Ursache eine große Rolle. Aber dazu kommt noch die Schwierigkeit, die richtige Mischung für jedes einzelne Individuum, für jeden einzelnen Lebensmonat zu verordnen. Dazu kommt noch die mannigfache Gefahr der Verunreinigung, der die Milch von der Entnahme aus dem Stalle bis zur Verabfolgung an den Säugling ausgesetzt ist. Wer die Schwierigkeiten kennt, die der künstlichen Ernährung eines Säuglings im Wege stehen, die Schwierigkeiten, Ernährungsstörungen bei der künstlichen Ernährung zu verhüten und eingetretene zu bekämpfen, der wird nicht zögern, es um jeden Preis möglich zu machen, dem Kinde die Brust zu geben.

———

Technische Neuerungen
aus der Ausstellung für Säuglingspflege.

Von

Sanitätsrat Dr. Cassel.

Die Ausstellung für Säuglingspflege in Berlin vom
10. bis 28. März 1906, zu deren Gelingen zahlreiche wissen=
schaftliche Institute, Krankenanstalten, Vereine, Behörden,
Ärzte und Industrielle beigetragen haben, hat nach Ansicht
maßgebender Beurteiler einen vollen und wohlverdienten Er=
folg erzielt. Tausende und Abertausende von Männern und
noch viel mehr Frauen aus allen Schichten der Bevölkerung,
hoch und niedrig, reich und arm, haben mit immer wachsendem
Interesse die Räume durchflutet und Belehrung gesucht und
gefunden. Am lehrreichsten war indessen die Veranstaltung
für uns Ärzte und aus Laienkreisen für die große Zahl der=
jenigen, die an der Neuschaffung und Ausgestaltung der jetzt
erfreulicherweise überall im Reiche entstehenden Wohlfahrts=
einrichtungen zum Schutze der Säuglinge mitzuarbeiten be=
rufen sind.

Dem Wunsche der verehrlichen Redaktion, für diejenigen
denen es nicht vergönnt war, die Ausstellung in Augenschein
zu nehmen, über die technischen Neuerungen aus derselben zu
berichten, bin ich bereitwilligst nachgekommen und will es
nunmehr versuchen, das Wichtigste und Wissenswerteste her=
vorzuheben. Dabei muß ich um Nachsicht bitten, wenn ich
es mit dem Begriff „neu" nicht ganz streng nehme. Viel=

mehr werde ich manches beschreiben, was dem Fachmanne
schon wohlbekannt ist. Mich hat aber bei der Niederschrift
die auch auf der Ausstellung immer wieder gewonnene Er=
fahrung geleitet, daß die Kenntnis vieler Errungenschaften auf
technischem Gebiete in weiteren Kreisen noch nicht die wünschens=
werte Verbreitung gefunden hat.

Die traurige Tatsache, daß in unserem Vaterlande,
welches, abgesehen von Österreich und Rußland, die größte
Säuglingssterblichkeit unter allen Kulturvölkern hat, leider
nur ein Drittel aller Säuglinge der Segnungen der natür=
lichen Ernährung an der Mutterbrust teilhaftig wird, zwingt
uns Ärzte, dem Ersatz der Muttermilch — d. i. fast ausschließ=
lich die Kuhmilch — von der Produktion bis zur Darreichung
aus sattsam bekannten Gründen die allergrößte Aufmerksam=
keit zuzuwenden. Es gewährte daher auf der Ausstellung
eine große Befriedigung, daß die immer wieder erhobenen
Wünsche von Kinderärzten, Hygienikern und Bakteriologen,
die Milchgewinnung möglichst aseptisch zu gestalten, in ein=
zelnen Musterbetrieben in die Wirklichkeit umgesetzt zu werden
scheinen. Besondere Beachtung verdient das Verfahren des
Frl. Hempel, Besitzerin des Ritterguts Ohorn bei Pulsnitz
i. Sachsen, die die Art der Milchgewinnung in Bildern auf
der Ausstellung vorführte. Nach vorheriger Striegelung und
Euterreinigung wird den Kühen ein besonderer Schutzmantel
umgehängt, um das Abstäuben trockenen Schmutzes während
des Melkens in einem besonderen Melkraum zu verhindern.
Die Melker ziehen saubere Leinenhosen und =blusen mit kurzen
Ärmeln an und kleinere Kappen über den Kopf, und so aus=
gestattet beginnen sie die Melkung in vorher sterilisierte, be=
sonders konstruierte Melkgefäße. Die geschlossenen Eimer
kommen auf besondere Tische, um sofort in die sterilisierten
Versandtflaschen verzapft zu werden, die mittels eingeschliffener
Glasstopfen verschlossen und darüber mit Pergamentpapier=
schutzhauben versehen werden, um in Kühlwasserbassins bis

zum Versand stehen zu bleiben. Der Versand erfolgt in starken Holzkisten mit isolierten, filzbeschlagenen Doppelwänden, welche die Milchtemperatur im Sommer unter Verwendung von Eis auf 8—10° C. halten. Nach den Untersuchungen von Hesse hatte die Ohornmilch 1600 Keime, Kuhmilch aus anderen Ställen 38000 Keime im Kubikzentimeter.

Der bekannte Agrikulturchemiker Backhaus, dessen Präparate und Abbildungen auf der Ausstellung vorgeführt wurden, sucht das Ziel der aseptischen Milchgewinnung auf einem anderen Wege zu erreichen, indem er das vorher gereinigte Euter der Kuh in einen wasserdichten Beutel einhüllt, in welchem 2 Liter desinfizierender Flüssigkeit (Kupfersulfat, Borsäure, Lysoform, Formalin) das Euter 10—15 Minuten umspült. Nachdem die Reste der desinfizierenden Flüssigkeit mit warmem sterilem Wasser abgewaschen sind, wird gemolken. Die Möglichkeit der Infektion wird nach B. noch verringert, wenn anstatt mit der Hand mit der schottischen Melkmaschine Thistle, deren Teile sämtlich sterilisiert werden können, gemolken wird. Welche Resultate mit der nach Backhaus' Methode gewonnenen Milch zu erreichen sind, sollen folgende Zahlen beweisen.

Bakterien in 1 ccm Kuhmilch.

	23. Febr.	27. Febr.	2. März
1. Aseptisch gewonnene Milch	550	630	380
2. Berliner Sanitätsmilch .	23000	60130	231170
3. Berliner Marktmilch . .	839200	963000	1098720

Die Versuche wurden in einem gewöhnlichen Berliner Kuhstall, keineswegs in einer Musteranlage, ausgeführt. Die auf der Ausstellung ausgestellten Platten mit Kulturen lieferten die wissenschaftlichen Unterlagen für die Behauptung von Backhaus.

Großes Interesse erregten auf der Ausstellung die Versuche Dr. Seifferts=Leipzig, der seine aseptische Methode der Milchgewinnung an eigens konstruierten Apparaten vor=

führte. Das von Seiffert eingeschlagene Verfahren zur Erzeugung aseptischer Rohmilch verfolgt das Ziel, die Milch nach dem Melken direkt unter Vermeidung jeglicher Verunreinigung durch Berührung in die Trinkflasche des Säuglings zu überführen und die letztere durch einen eigenartigen maschinell aufgebrachten Verschluß vor einer Verunreinigung ihres Halses und ihrer Mündung bis zum Augenblicke des Verbrauchs der Milch zu schützen. Zur Erfüllung dieser Aufgabe dienen eine Abfüll- und Verschlußmaschine von besonderer Konstruktion, welche das sie bedienende Personal durch Gewöhnung an bestimmte Handgriffe zur Vermeidung von Berührungen der Flasche und ihres Inhalts zwingen, und durch den aufgebrachten Verschluß eine unbemerkbare Verunreinigung oder Veruntreuung des Inhalts unmöglich machen. Der aseptischen Füllung und Schließung der Flaschen hat Seiffert ein eigenartiges Verfahren vorgeschaltet zur Abtötung krankmachender Keime, die etwa beim Melkakt in die Milch gelangen können. Schon durch Koch, Finsen u. a. ist die keimtötende, Wachstum hemmende Wirkung des Lichtes bekannt und besonders für Tuberkelbazillen und Eitererreger nachgewiesen worden. Zur Erzeugung solchen Lichtes dient in dem Seiffertschen Verfahren eine Quecksilberdampflampe. Gleichzeitig mit der Bestrahlung der Milch durch dieselbe findet in dem vorgeführten Verfahren eine Lüftung und Tiefkühlung der Milch statt. Man erhält so eine Milch, deren etwaiger Gehalt an gefährlichen Keimen unschädlich gemacht ist, ohne daß die chemische Zusammensetzung der rohen Milch geschädigt ist. Infolgedessen behält so behandelte Milch auch die ihr vom Tierkörper aus innewohnende Eigenschaft, Keime abzutöten, gegenüber dem von Seiffert so genannten primären normalen Keimgehalt jeder, auch der menschlichen Milch. Dieser primäre Keimgehalt besteht zu mehr als 80 % aus Milchsäurebakterien, welche nach Seifferts Anschauung zum Schutze der Milch vor alkalischer Gärung und Fäulnis

nicht nur in den Ausführungsgängen der Milchdrüsen, son=
dern auch im Munde und Magendarmkanal des Säuglings
physiologisch notwendig und unentbehrlich sind. Da diese
Schutzbakterien im primären Keimgehalt gesunder Milch an
Zahl weit überwiegen und außerdem gegen die oben erwähnte
Lichteinwirkung widerstandsfähiger sind, als die in Betracht
kommenden krankmachenden Keime, so ist in Seifferts Ver=
fahren die Möglichkeit einer Erhaltung dieser die Rohmilch
physiologisch charakterisierenden und konservierenden nützlichen
Keime in der wünschenswert niedrigen Menge gewährleistet.
Eine so behandelte Milch entspricht auch in bezug auf Halt=
barkeit den Anforderungen, welche das tägliche Leben zu
stellen hat, indem sie sich je nach der Aufbewahrungsart
3—5 Tage und noch länger in genießbarem Zustande erhält.
Die Erfahrung wird lehren, ob sich Seifferts Verfahren
für die Praxis eignen wird.

Einen der größten Anziehungspunkte der Ausstellung bil=
dete die Musterstallanlage der Firma Franz Hüttenrauch=
Apolda, in der zehn mit Tuberkulin geprüfte Simmenthaler
Kühe, Musterexemplare aus den Beständen der Firma
C. Bolle=Berlin, aufgestellt waren. Der Kuhstall mit seinen
Ventilationsanlagen, dem Anstrich mit abwaschbarer Porzellan=
emaillefarbe (Rosenzweig & Baumann=Cassel), dem Freß=
gitter aus verzinktem Rohr, glasierten Futterkrippen, Selbst=
tränken, 0,5 m breitem Dunggraben usf., machte einen höchst
vorteilhaften Eindruck auf jeden Besucher. Erwähnt sei noch,
daß sich vom Stalle getrennt ein besonderer Melkraum, und
von diesem gesondert ein Milchbehandlungsraum (Reinigung,
Kühlung, Versand) in der Anlage vorfand.

Jede Milch, selbst die mit größter Sorgfalt gewonnene,
ist, wie wir gesehen haben, niemals absolut frei von Bakterien,
welche, wenn auch nicht alle Arten krankmachend sind, sich
doch rasch vermehren und vorzeitig Veränderungen der Milch
bedingen. Die Entwicklung dieser Keime kann nur durch große

Hitzegrade, welche aber bekanntermaßen die Milch zur Er=
nährung von Säuglingen unbrauchbar machen, oder durch
Kälte aufgehalten werden, ohne daß die natürliche Beschaffen=
heit der Milch verändert wird; chemische Mittel dürfen der
Milch unbedingt nicht beigegeben werden. Deswegen ist es
dringendstes Erfordernis, daß die zur Säuglingsernährung
bestimmte Milch nach dem Melken bis etwa 3° C. abgekühlt
werde. Diesen Zweck erfüllen nun in vortrefflicher Weise die
auf der Ausstellung von verschiedenen Firmen (Hermann
Jordan=Berlin, Gebr. Bayer=Ulm a. D., Alexanderwerk
A. von der Nahmer A.=G.) vorgeführten, auf dem System
des Ingenieurs Wilhelm Helm beruhenden Tiefkühl=
anlagen. Die Kühlanlage des Alexanderwerks besteht aus
einem wellenförmigen Apparat, dem Milchkühler. Über diesen
gießt man von oben her die außen überrieselnde Milch,
während ihr innerhalb, in den Wellungen des Apparates aus
einem Pumpwerk, das mit der Hand oder mit Wasserkraft
betrieben werden kann, eine kalte Sole, aus Salz und Eis=
wasser bestehend, entgegenströmt. Die Sole gibt die Kälte
an die Milch ab und kühlt sie mit Leichtigkeit auf 3° C.
Eine tiefere Abkühlung ist für Säuglingsmilch nicht zu
empfehlen. Derartige Kühlanlagen sind schon in mehreren
modernen Molkereibetrieben in Gebrauch (in Berlin: Hygie=
nische Stadtmolkerei, Gr. Frankfurterstr., in der Milch=
kuranstalt Viktoriapark u. a. m.). Das Alexanderwerk
baut jetzt auch Tiefkühlanlagen zum Preise von 228 Mark
mit einer Stundenleistung von 100 Litern, sodaß sich auch
kleinere Betriebe derartige Apparate anschaffen können.

Zweckmäßige Melkeimer mit Sieb und Filter aus=
gestattet, die ein sauberes Melken garantieren sollen, zeigten
verschiedene Firmen (Prof. Backhaus, Timpe=Magdeburg,
C. Bolle=Berlin, Paul Funke & Co. [Faltensieb]). Das
Kegelmilchsieb (Patent Helm) des Alexanderwerks bedeutet
einen erheblichen Fortschritt. Das zum Gebrauch aufge=

spannte Sieb bildet zwei Kegelflächen, die zwischen sich eine ringförmige Vertiefung einschließen. In diese Vertiefung wird die Milch geschüttet. Sie durchfließt die Wandungen und läßt den Schmutz als den schwereren Teil im Grunde der Vertiefung zurück, während die Wandungen der nachgegossenen Milch immer freie Flächen zum Durchfließen lassen. Die Anordnung bietet auf kleinem Raum eine große Siebfläche dar, sodaß das Sieb selbst im größten Kuhstall für eine Melkung ohne zu wechseln ausreicht. Der Durchfluß der Milch geht glatt und ohne Stockung vor sich, sodaß die Knechte oder Mägde keine Ursache haben, Löcher in das Tuch zu bohren oder dem Durchfluß durch sonstige verbotene Mittel nachzuhelfen.

Erwähnt zu werden verdienen auch die ausgestellten Milchkannen verschiedener Fabrikanten, so die aus einem Stück gestanzten Kannen der Firma Karl Thiel & Söhne-Lübeck, die verbesserten Marth'schen Holzkannen von Marth-Wien und die preiswerte Kanne von Franz Glomb-Berlin. Letztere ist oben völlig offen und weist keinerlei Winkel und Rinnen auf.

Für die Prüfung der Milch auf Schmutzgehalt sind neben den bekannten und bewährten Stutzer'schen Milch-prüfern die Fliegel'schen Milchfilter (Paul Funke & Co.-Berlin) besonderer Besprechung wert. Der Apparat besteht aus drei Teilen: dem Untersatz, der Wattescheibe und dem Trichter, einem zylindrischen Glasgefäß, dessen Boden mit zahlreichen Löchern versehen ist. Der handliche und zweckmäßige Apparat ist in zwei verschiedenen Größen (11 Mark und 1,25 M.) zu haben.

Die der Reinigung und Entrahmung der Milch zugleich dienenden Milchzentrifugen, die sogenannten Separatoren, sind von einer Reihe leistungsfähiger Firmen ausgestellt worden. Am bedeutendsten war die Musterausstellung der Alfa-Laval-Separatoren-Gesellschaft-Berlin mit verschiedenen Apparaten, die eine Stundenleistung von 75 bis 500 Liter haben. — Die Deutsche Baltic=Separator= Centrale (Walter Frick=Berlin) hatte indessen dankens= werterweise einen kleinen Separator „Baltic" zu dem bescheidenen Preise von M. 27,50 ausgestellt, der für Haus= haltung, kleinere Milchküchen uff. von großer Bedeutung zu werden verspricht. Die mit den Separatoren behandelte Milch gewinnt außerordentlich an Wohlgeschmack und Haltbarkeit.

Zahlreich waren auf der Ausstellung die Milchkoch= apparate, Sterilisatoren und Pasteurisatoren ver= schiedenster Systeme für Molkereibetriebe und Anstalten ver= treten. Da sind zu nennen Rudolf A. Hartmann=Berlin mit zwei Apparaten, dem Hennebergschen Patentmilch= sterilisator und Hennebergs Milchsterilisator mit Rückkühlung. In letzterem Apparate sollen sich die Temperaturdifferenzen nur allmählich verschieben, sodaß eine plötzliche Ausdehnung ebenso wie ein zu heftiges Zusammen= ziehen und deshalb ein Zerspringen des Glases vermieden wird. Einen sehr zweckmäßigen Apparat hat auch Hermann Jordan=Berlin ausgestellt, dessen Universalmilchküche im Vaterländischen Frauenverein Anerkennung gefunden hat. Zu loben ist auch die Milchküche von Brosio=Pankow=Berlin, die mit gleichem Nutzen in kleinen Molkereien wie in Groß= betrieben Verwendung finden kann.

Eine von dem gewöhnlichen System abweichende Kon= struktion besitzt der Apparat von F. & M. Lautenschläger= Berlin, angegeben von Dr. Erich Müller, der von letzterem im Rummelsburger Waisenhause und von mir selbst im Kinderasyl Berlin=Schöneberg seit vielen Monaten aufs beste erprobt ist.

Der Apparat besteht aus massivem, mit Stannin be= zogenem Kupferkessel, Wasserkühlvorrichtung, Regulator zur dauernden Erhaltung einer Temperatur von 60—70 Grad C., selbsttätiger Rührvorrichtung mit Wassermotor, großem Gas=

brenner mit Reserveflamme und Zweigleitung für den Regulator. Im Innern des Apparates ist ein Thermometer zur Kontrolle der Temperatur angebracht. Der Apparat arbeitet selbsttätig und gestattet, wie zahlreiche Kontrollversuche ergeben haben, eine sichere Sterilisation der Milch (vgl. Erich Müller, „Ein Apparat zum Kochen oder Pasteurisieren von Kindermilch" Jahrbuch für Kinderheilkunde N. F. LXII H. 6).

Dieselbe Firma hat noch einen von mir angegebenen Apparat, der für die Milchküche der Säuglingsfürsorgestelle II der Stadt Berlin bestimmt ist, ausgestellt:

Der Milchsterilisator und Pasteurisator ist mit massivem, innen stanniertem Kupferkessel, der durch einen Scharnierdeckel verschlossen und in einen massiven Heizmantel eingehängt wird, versehen. In dem inneren Kessel befindet sich ein herausnehmbarer Behälter, zur Aufnahme der in Gestellen stehenden Flaschen. Die Heizung kann durch Gas, Elektrizität oder Petroleum erfolgen. Die Schnellkühlung der Flaschen mit Milch wird durch eine neue Kühlvorrichtung in kürzester Zeit bewirkt. Der Apparat ist mit Kondensationsvorrichtung für die Wasserdämpfe und mit Abzugsröhren für die Verbrennungsgase versehen.

Bei dem Apparat nach Erich Müller wird die Milch für den Verbrauch an Ort und Stelle in größeren Mengen sterilisiert. Um die Milch außer dem Hause abgeben zu können, ist es notwendig, sie in Einzelportionen zu sterilisieren, und dies wird bei dem von Cassel angegebenen Apparat in einfacher und sicherer Weise erzielt. Die Sterilisation geschieht in Flaschen mit Patentverschluß. Die Flaschen stehen in einem Wasserbad, das durch eine beliebige Heizquelle erhitzt werden kann. Der Apparat läßt sich in jedem Raum aufstellen, weil der sich beim Kochen entwickelnde Wasserdampf durch Anbringen eines Kondensators, der durch die Röhren gespeist, zu Wasser verdichtet und dieses wieder dem Bad zugeführt wird. Die Heizgase umströmen den

Mantel und sind durch ein Rauchrohr nach dem Schornstein zu führen. Die Milch kocht 5 Minuten und wird im Apparat selbst sofort gekühlt, indem durch Öffnen eines Hahnes kaltes Wasser in den Vorraum und dann in den Sterilisierraum geleitet wird. Die Temperatur der Milch sinkt schnell zur Vermeidung einer plötzlichen Abkühlung, weil zuerst gemischtes und nach diesem kaltes Wasser die Flaschen umspült. Flaschenbruch ist durch die präzise Kühlwirkung so gut wie ausgeschlossen.

Zum Pasteurisieren der Milch schaltet man unseren neuen Metallregulator ein, der die Temperatur zwischen 69 bis 70° selbsttätig konstant hält. Beim Kochen des Wassers ist der Regulator aus dem Bad zu entfernen.

Die Sterilisation der Milch im Casselschen Apparat besitzt folgende Vorzüge: 1. Die Bedienung des Apparates ist einfach und zuverlässig. Belästigung der Umgebung durch Verbrennungsgase und Wasserdämpfe ist völlig ausgeschlossen. 2. Die Milch erleidet qualitativ keine Einbuße, weil sie gleichmäßig erhitzt und schnell gekühlt wird. 3. Flaschenbruch und damit verbundene Milchverluste sind fast ausgeschlossen.

Auch die Apparate von Ollendorf & Wilden-Bonn und last not least von A. Senking-Hildesheim, vertreten durch die bekannte Firma Paul Wieske-Berlin, die an verschiedenen Orten ihre Probe glänzend bestanden haben, seien erwähnt.

Milchflaschen bot die Ausstellung in mannigfachen Modifikationen. Als Neuerungen sei hier der Milchflaschen mit rundem Boden gedacht, die den Nachteil haben, daß sie nicht ohne Halter stehen können, andrerseits aber den großen Vorteil bieten, daß sie in vorzüglicher Weise gereinigt werden können. Solche Milchflaschen hat der Verein „Säuglingsschutz"-Wien (Prof. Escherich) ausgestellt. Die Firma Arthur Loevy-Berlin hat ebenfalls Saugflaschen mit rundem Boden geliefert, auf Wunsch mehrerer Berliner Kinderärzte mit Kubikzentimetereinteilung, wie die Baginski-

flasche von Altmann versehen. Die „Kolumbusflasche"
von Loevy befindet sich in einem verzinkten Drahtgestell, an
dem auch ein zylindrisches Glasgefäß zur Aufnahme des
Saugers Platz gefunden hat (komplett zum Preise von 0,40 Mk.).
Sehr bequem zu reinigen ist auch die kegelförmige Milch=
flasche von Timpe=Magdeburg. — Als Flaschenverschlüsse
scheinen überall die hebelartigen Patentverschlüsse mit Gummi=
ringen in verschiedenen Variationen in Aufnahme gekommen
zu sein, die ein sicheres Reinigen durch Auskochen ermöglichen.
Die Firma Raupert=Magdeburg, Altmann=Berlin (mit
einer etwas abweichenden Konstruktion) u. a. m. haben der=
artige Verschlüsse ausgestellt. Raupert brachte einen
Sanitätsverschluß mit imprägniertem Pappring, bei dem
kein Gummi erforderlich ist. Timpe empfiehlt besonders
seinen federnden Sterilisierverschluß mit großem
Porzellanknopf mit konischem Schenkelansatz, durch welchen
die Berührung von Milch und Gummi fast gleich Null sein
soll und ferner verhütet wird, daß Kondenswasser, selbst bei
120° C. in die Milchflasche eintritt.

Die überaus wichtige Frage der Flaschenreinigung
in größeren Betrieben fand ihre Beantwortung auf der
Ausstellung durch die Vorführung verschiedener vorzüglicher
Modelle und Apparate, die größtenteils dem lernbegierigen
Besucher im Betriebe gezeigt wurden. Hier sind rühmens=
wert zu nennen die Firmen: R. A. Knoellner=Magdeburg
(Flaschenreinigungsmaschine „Diamant", „Perle"), Robert
Voigt= Dresden=Neustadt („Die Siegerin"), Theodor
Timpe=Magdeburg („Triumph"). Alle diese Apparate ge=
währen in bequemer Weise die Möglichkeit, das Äußere und
Innere der Milchflaschen, die Ausbauchungen der Brust= und
Bodenwände, die sich sonst leicht der gründlichen Reinigung
entziehen, so nachdrücklich als irgend möglich zu säubern. Die
Milchküche der Stadt Köln zeigte einen großen Flaschen=
spülapparat an drei Tagen in voller Tätigkeit.

Auch Flaschenfüllapparate für Großbetriebe sind von den meisten der oben genannten Fabrikanten in großer Auswahl dargeboten worden.

Technisch interessant ist die Wasserstaubkühlanlage für Flaschensterilisierung von Eduard Ahlhorn-Hildesheim (im Betrieb in der Milchküche des Kaiser und Kaiserin Friedrich Krankenhauses-Berlin). Durch Anwendung des kalten Wassers in fein zerstäubtem Zustande, einer Art Regendouche, ist es möglich, die Kühlung sofort an den kochend heißen Flaschen vorzunehmen und in kurzer Zeit durchzuführen, ohne daß ein Glasbruch dabei vorkommt. Die sofortige Abkühlung erzeugt ein sehr starkes Vakuum, sodaß die Milch noch ungefähr bis zu einer Temperatur von 70° C. herab am Kochen erhalten wird und die Verschlüsse in tadelloser Weise festgezogen werden. Das gesamte Kühlverfahren ist durch Deutsches Reichspatent geschützt und wird das Ausübungsrecht auf Grund eines Vertrages den Interessenten für ihren eigenen Betrieb überlassen.

Daß das Kühlhalten der Säuglingsmilch auch im Haushalte bis zum Verbrauch von einschneidender Bedeutung ist, bedarf wohl an dieser Stelle keiner besonderen Begründung. Für die weniger bemittelte Klasse, der ein Eisschrank nicht zu Gebote steht, und in deren Wohnungen die Milch im Hochsommer besonders leicht dem Verderben ausgesetzt ist, ist die von dem Hygienischen Institut der Universität Breslau (Fluegge) vorgeführte Kühlkiste (Modell der Breslauer Milchküche, zum Preise von Mk. 3,— erhältlich) zu empfehlen. Es ist dies eine mit Holzwolle gefüllte Kiste, in die ein mit kaltem Wasser gefüllter Blechtopf, der die Milchflaschen aufnimmt, hineingesetzt wird. Durch die Holzwolle wird der Milchtopf vor dem Zutritt zu großer Wärme gesichert.

Um die Temperatur der trinkwarmen Milch mittels Thermometer richtig bestimmen zu können (37—40° C.)

sind verschiedene Apparate konstruiert worden, u. a. ein von
dem Medizinischen Warenhaus-Berlin in den Handel
gebrachter Apparat. — Höchst originell ist die Kinder-
saugflasche mit Wärmemeßeinrichtung des Bäckermeisters
Adolf Hamers-Heisede, Hannover, eine Flasche, in deren
Wand ein herausnehmbares Weingeistthermometer eingelassen
ist. Das Gefäß des Thermometers befindet sich innerhalb
der Trinkflasche. Die Konstruktion des Apparates ist meines
Dafürhaltens bis jetzt noch nicht eine derartige, um ihn in
der Praxis bequem zu verwenden.

Viel Aufmerksamkeit von seiten der Mütter fand auf
der Ausstellung das Mischmodell zur Herstellung der
künstlichen Säuglingsernährung von Dr. Camerer jun.,
Stuttgart. Mit Hilfe dieses einfachen Apparates (käuflich
im Medizin. Warenhaus-Berlin) läßt sich aufs bequemste
für das gesamte Säuglingsalter die erforderliche Ernährung
in der dem Alter entsprechenden Konzentration herstellen.

Zum Schluß der Besprechung über die Behandlung
der Kuhmilch sei als technische Neuheit noch die Ausstellung
der Trockenmilch - Verwertungs - Gesellschaft - Berlin
erwähnt. Die in den Handel gebrachte Trockenmilch ist
reine, durchaus keimfreie Kuhmilch, welcher nach dem Just-
Hatmaker-Verfahren auf dem Wege der schnellen Verdampfung
das Wasser entzogen ist, die im übrigen aber alle nahrhaften
und verdaulichen Eigenschaften der Milch besitzt und sich
von dieser im aufgelösten Zustande weder im Geschmack noch
im Geruch unterscheidet.

Die Trockenmilch, die keinen Zusatz von Rohrzucker
noch sonstige fremdartige Zutaten enthält, wird als Vollmilch,
Halbmilch und als Magermilch geliefert. Die Milch soll sich
in der Tat als Notbehelf in gewissen Lagen gut bewährt
haben. Weitere Prüfungen werden ein sicheres Urteil erst
später erlauben.

Auch technische Neuerungen, die auf die allgemeine

Körperpflege des Säuglings Bezug haben, waren auf der Ausstellung mannigfach vertreten. Leistungsfähige Firmen, die Erstlingswäsche herstellen, namentlich die tüchtige Berliner Firma Cohn-Reisner haben ihre Fabrikate, von denen besonders die Windeln und Binden aus schlauchartig gewebtem Verbandmull zu nennen sind, ausgestellt. Ähnliche Fabrikate wies auch die Fabrik medizinischer Verbandstoffe Luescher & Boemper-Berlin vor. — Zahlreiche Anstalten und Fabrikanten zeigten die neuesten Konstruktionen von Säuglingsbetten für Anstalten mit mehr oder weniger empfehlenswerten Besonderheiten (Westphal & Reinhold-Berlin, Ernst Lentz-Berlin u. a.). Reges Interesse beanspruchte das praktische Korbbett des Vereins Säuglingsschutz-Wien und die von demselben Verein ausgestellte Amerikanische Badewanne (in jeder Behausung mit 2 Stühlen und einem Stück wasserdichten Stoffes schnell herzustellen f. „Münchener Med. Wochenschrift" Dezember 1905). Von Couveusen waren eine Reihe verschiedener Modelle ausgestellt, so von Finkelstein (Fabrikant E. Lentz-Berlin), Paul Altmann-Berlin, Medizinisches Warenhaus-Berlin und Dr. Otto Rommel-München. Die Couveuse von Rommel (Fabrikant Stiefenhofer-München, Preis Mk. 300) hat vielen Beifall gefunden. Sie hat den Vorzug, daß ein sehr großer Luftwechsel in derselben stattfindet (55 mal in der Stunde) und daß sie auch elektrisch geheizt werden kann (Stromverbrauch bei Kraftstrom pro Tag zirka 0,40—0,50 Mk.). Die Couveuse ist sehr leicht zu reinigen und zu desinfizieren, da bei ihrem Bau alle toten Winkel und Ecken vermieden sind.

Recht belehrend waren die von Dr. Juffuf-Ibrahim-Heidelberg gezeigten Modelle verschiedenartiger Milch-pumpen. Als empfehlenswert können nur die Apparate von Ibrahim selbst, von Koeppe und von Forest angesehen werden. Diese allein verhüten eine Berührung der zufließenden Milch mit dem Gummiballon und das Hineinfließen des Speichels; ebenso können diese allein gründlich gereinigt werden.

So glaube ich denn, die wichtigsten technischen Neuheiten, die die Ausstellung uns brachte, viele allerdings nur mit einer mir durch den Raum auferlegten Kürze, geschildert zu haben. Eins ist sicher, die Fülle des Gebotenen war sehr groß und gab in planvoller Zusammensetzung demjenigen, der nicht bloß Schaustücke bewundern wollte, eine reiche, nicht so bald wiederkehrende Gelegenheit, seine Kenntnisse nach vielen Richtungen zu erweitern und zu vertiefen. Zum Schluß sei mir noch der Hinweis gestattet, daß der Katalog der Ausstellung nicht nur eine Aufzählung der ausgestellten Gegenstände enthält, sondern mit seinen zahlreichen Erläuterungen und wertvollen Abhandlungen bekannter Fachleute ein vorzügliches Bild von dem augenblicklichen Stande der Säuglingspflege im umfassendsten Sinne liefert. Daher sei das Studium dieses Kataloges (im Verlage von Rudolf Mosse erhältlich) jedem Arzt auf das wärmste empfohlen.

Was hat uns die Ausstellung für Säuglingspflege gelehrt?

Von

Dr. med. et phil. Leo Langstein.

Wir sind am letzten Tage der Ausstellung; da ist ein Rückblick erlaubt über das, was bezweckt, über das, was erreicht wurde.

Ich darf Sie wohl bitten, noch einmal im Geiste mit mir einen Rundgang durch die Ausstellungsräume zu machen und bei denjenigen Dingen zu verweilen, die eine eindring= liche Sprache reden über das, was bisher versäumt wurde, über das, was noch zu tun ist. Sie haben sich wohl nicht allzulange bei dem trockenen Zahlenmaterial aufgehalten, das uns der Saal I bietet, bei dem reichhaltigen Stoff, den das Kaiserliche Gesundheitsamt bearbeitet und vorgeführt hat. Zu trocken werden manchem die Zahlen und Tabellen erschienen sein, die doch von so unendlicher Wichtigkeit sind, denn sie mahnen uns, in der Bekämpfung der Säuglings= sterblichkeit nun nicht mehr zu zögern. Sie lehren uns, daß im Deutschen Reiche fast eine halbe Million Säuglinge jährlich stirbt, sie lehren uns, daß der Tod fast ausschließlich die künstlich genährten Kinder dahin rafft; sie lehren uns ferner, daß die Ernährung an der Brust nicht zu=, sondern eher abnimmt, und sie zeigen uns endlich, daß insbesondere in den heißen Monaten eine Gefährdung des kindlichen

11*

Lebens besteht. Denn da häufen sich die Magen- und Darmerkrankungen in beträchtlicher Weise und sie sind es, die in erster Linie die Todesursache für das erste Lebensjahr abgeben. Wir sehen schon aus dem Zahlenmaterial, das noch viele interessante, wohl mehr den Fachmann als den Laien interessierende Einzelheiten enthält, daß das wirksamste Mittel für die Bekämpfung der Säuglingssterblichkeit die Ernährung an der Brust ist, daß eine Hauptaufgabe der von Ihrer Majestät der Kaiserin ins Leben gerufenen Bewegung zur Bekämpfung der Säuglingssterblichkeit die Propaganda für die Zunahme der natürlichen Ernährung sein muß. Hat diese Propaganda Aussicht auf Erfolg oder ist sie nutzlos, weil, wie Bunge meint, das weibliche Geschlecht zunehmend degeneriert und damit die Fähigkeit zum Stillen verliert? Folgen Sie mir in die Nische in Abteilung III, die die Erfahrungen des Schöneberger Säuglingsheims darstellt. Lesen Sie die wenigen Zahlen, und Sie werden zu der Überzeugung kommen, daß die Befürchtung einer Degeneration, einer stetig fortschreitenden Abnahme des Stillens nicht zutrifft. Sie können da schwarz auf weiß lesen, daß von zahlreichen untersuchten Müttern kaum 10 Prozent die Fähigkeit nicht besaßen, ihre Kinder wenigstens teilweise an der Brust zu ernähren, daß also die zielbewußte Propaganda, mit den richtigen Mitteln geführt, Erfolg haben muß und Erfolg haben wird; dann wird es gelingen, nicht nur kräftig geborene Säuglinge, sondern auch schwächliche, mit niedrigem Anfangsgewicht geborene Kinder in die Höhe zu bringen. Auch diese können sich späterhin prächtig ent-wickeln und vollwertige Staatsbürger werden, sie sind nicht dem Untergange geweiht, wie die Lehre von der Auslese uns glauben machen wollte; das zeigen Ihnen die von Finkelstein ausgestellten Photogramme und Kurven, die dartun, daß auch die schwächsten Kinder bei geeigneter Pflege, bei geeigneter Ernährung gut gedeihen können. Wie sich folch ein Kind unter normalen Verhältnissen entwickelt, das haben Sie wohl alle mit großem Interesse in Abteilung II erfahren. Da haben Sie auch in Abbildungen und Photographien, in Wachsmodellen und Präparaten die zahlreichen Erkrankungen kennen gelernt, die das Leben des Säuglings bedrohen, von denen sich allerdings ein großer Teil, ich meine im speziellen die Magen-Darmerkrankungen, vermeiden läßt, wenn nicht nur die Art der Ernährung, sondern auch die Technik der Ernährung die richtige ist; und wie diese ausgeführt werden soll, darüber hat Sie Abteilung III in der Form des Anschauungsunterrichtes belehrt. Da haben Sie die Quantitäten kennen gelernt, die ein künstlich ernährtes Kind zu bekommen hat, da haben Sie auch gesehen, daß nur in den seltensten Fällen den von uns dargestellten Forderungen entsprochen wird; daß die meisten Kinder viel zu große Mengen bekommen, überernährt werden. Es ist dies eine Tatsache, die ein gut Teil der Verdauungsstörungen im Säuglingsalter erklärt und eine nicht geringe Anzahl der Todesfälle verschuldet. Sie haben gesehen, daß die peinlichste Sauberkeit notwendig ist, daß Flaschen, die zur Milchaufnahme und Milchdarreichung dienen, peinlich rein gehalten werden müssen, daß dieser Forderung nur entsprochen werden kann, wenn die Flasche ganz bestimmte, der säubernden Bürste überall zugängliche Formen hat. Und in der Abteilung IV haben Sie gesehen, wie die Milchhygiene zu arbeiten hat, wie die Milch gewonnen werden muß, welche Forderungen wir heut im Interesse einer einwandfreien Versorgung der Säuglinge mit Kindermilch an die Stall-Hygiene stellen müssen.

Sie haben sicherlich all die Einzelheiten mit Interesse betrachtet, und es ist wohl nicht notwendig, alle die Punkte zu erwähnen, wo Verbesserungen möglich und notwendig sind; um so wichtiger aber ist es, daß Sie all das studieren und im Gedächtnis behalten, was bereits die Städte in

Angriff genommen haben, um durch gemeinnützige Unter=
nehmungen, durch Errichtung von Säuglingsheimen und
Asylen für Säuglinge die Sterblichkeit herabzumindern.
Abteilung IV machte uns ja mit reichlichem Material vertraut.
Früher konnte man sich ein Säuglingskrankenhaus gar nicht
denken, da war die Sterblichkeit eine so ungeheuer hohe,
daß kaum 20 Prozent aller eingelieferten Kinder lebend das
Haus verließen. Das ist anders geworden, glänzende
Resultate werden heute erzielt, da wir uns den Forderungen
fügen gelernt haben, die an ein modernes Säuglings=
krankenhaus zu stellen sind. Dazu gehört erstens die Er=
nährung an der Brust. Ein Säuglingsheim, das für kranke
Kinder nicht Ammenmilch übrig hat, wird keine Erfolge
haben nnd ebensowenig eines, in dem nicht alle Prinzipien
tabelloser Reinlichkeit erfüllt sind, wo es nicht zugeht wie
in einem Operationssaal, in dem die schwersten Operationen
ohne Gefahr einer Eiterung verlaufen müssen. Das sind
die beiden wichtigen Momente, die wir kennen gelernt haben,
um in Säuglingsheimen, die jetzt durch die Initiative der
Kaiserin überall entstehen, gute Erfolge zu erzielen. Auch durch
Belehrung kann viel getan werden, und so hat die Stadt Berlin,
wie Sie aus den ausgestellten Abbildungen ersehen können,
eigene Beratungsstellen errichtet, in denen unter sachkundiger
Leitung die Mutter in der Ernährung ihres Kindes beraten
und dieses selbst wöchentlich kontrolliert wird. Sie hat noch
mehr getan, sie hat Milchküchen errichtet, wo die für das
betreffende Kind notwendigen Mischungen in Einzelportionen
hergestellt und dem Kinde gegeben werden. Sie sehen in
dieser Beziehung, daß auch andere Städte geradezu großartige
Betriebe errichtet haben.

Die Abteilung V hat Ihnen alle die Gegenstände
gezeigt, die für die Hygiene des Säuglings in Betracht
kommen; die Räume für das Kind, die Wäsche und alle die
Utensilien, die zur Technik der Ernährung dienen, wurden

Ihnen gezeigt. Über alle diese Dinge, die ich im einzelnen nicht aufzählen kann, werden Sie ja durch den Katalog trefflich orientiert. Vielleicht sind Sie allzuschnell an Abteilung VI vorübergegangen, wo Herr Geheimrat Pütter gezeigt hat, wie das Ziehkinderwesen beschaffen, wie die Kontrolle der unehelichen, in auswärtige Pflege gegebenen Säuglinge noch vielfach mangelhaft ist, und an nicht wenigen Stellen noch Tor und Tür geöffnet sind einer Vernachlässigung des kindlichen Lebens. Diese kleine Abteilung hat wohl eine einbringliche Sprache geredet und wird hoffentlich Veranlassung geben zu einer einheitlichen Organisation und besseren Ausgestaltung des Ziehkinderwesens an vielen Orten Deutschlands.

So hat die Ausstellung fast jedem etwas geboten. Der Mutter, die sich über die Ernährung ihres Kindes orientieren wollte, dem Fachmann, der lernen wollte, was bisher zur Bekämpfung der Säuglingssterblichkeit geschehen ist, und ersehen konnte, was zu tun übrig bleibt.

Sie haben kennen gelernt, daß die Bekämpfung der Säuglingssterblichkeit nicht das Privileg eines einzelnen Standes ist, daß vielmehr alle an diesem Problem mitzuarbeiten berufen sind; und durch die hochherzige Initiative Ihrer Majestät der Kaiserin ließ sich ein Zusammenschluß erreichen, der es ermöglicht, von verschiedenen Seiten her die Säuglingssterblichkeit im deutschen Reiche zu bekämpfen. Wir haben auf dieser Ausstellung gelernt, was schon geschehen ist, und was noch wichtiger, wir sind aufmerksam geworden, was zu tun übrig bleibt. Daß dieser Anschauungsunterricht in Ihnen lebendig bleibe, dafür wird wohl von der Ausstellungsleitung gesorgt werden, die beabsichtigt, alle diese Gegenstände hier in einem dauernden Museum zu vereinigen; und dann wird sich hoffentlich noch recht oft Gelegenheit finden, die hier gewonnenen flüchtigen Eindrücke zu fixieren, und sich Ihnen die Notwendigkeit noch unmittelbarer auf=

drängen, mitzuarbeiten an der hohen sozialen Aufgabe der
Bekämpfung der Säuglingssterblichkeit. Wenn von dieser
Aufgabe jeder Einzelne durchdrungen ist, dann ist sicherlich
die Zeit nicht mehr allzufern, daß Deutschland, das in der
Welt vorangeht, auch in der Bekämpfung der Säuglings=
sterblichkeit und deren Erfolgen eine führende Stellung ein=
nimmt.

Merkblätter des Kaiserlichen Gesundheitsamtes.

Alkohol-Merkblatt. **Dasselfliegen-Merkblatt.**
Bandwurm- und Trichinen-Merkblatt.
Diphtherie-Merkblatt. **Ruhr-Merkblatt.**
Typhus-Merkblatt. **Tuberkulose-Merkblatt.**
Blei-Merkblatt. **Cholera-Merkblatt.**

Preis dieser Merkblätter je 5 Pf.;
100 Expl. eines Merkblattes M. 3,—; 1000 Expl. M. 25,—.
Das Porto beträgt für:
1—4 Expl. 5 Pf., 18 Expl. 10 Pf., 27 Expl. 20 Pf., 56 Expl. 30 Pf., 275 Expl. (Postpaket) 50 Pf.

Plakatausgabe des Alkohol- und des Tuberkulose-Merkblattes:
100 Exemplare M. 6,—; 1000 Exemplare M. 50,—.

Pilz-Merkblatt (Ausg. 1905). **Haustier-Schmarotzer-Merkblatt.**
Mit einer Tafel in farbiger Ausführung.

Preis dieser Merkblätter je 10 Pf. (einschl. Porto und Verpackung je 15 Pf.);
50 Expl. eines Merkblattes M. 4,—; 100 Expl. M. 7,—; 1000 Expl. M. 60,—.
Das Porto beträgt für:
1—3 Expl. 5 Pf., 10 Expl. 10 Pf., 23 Expl. 20 Pf., 50 Expl. 30 Pf., 250 Expl. (Postpaket) 50 Pf.

Ferner erschien: **Gesundheitsbüchlein.**
Gemeinfaßliche Anleitung zur Gesundheitspflege.
Bearbeitet im Kaiserlichen Gesundheitsamt.
Elfte Ausgabe. Mit Textabbildungen und drei farbigen Tafeln.
Kartoniert Preis M. 1,—. In Leinwand gebunden M. 1,25.
Bei Bezug von mindestens 20 Exempl. karton. je M. 0,80, geb. je M. 1,—.
Das Porto beträgt für 1 Exemplar 20 Pf.

Die Lieferung kann nur gegen Voreinsendung des Betrages nebst Porto erfolgen.

21. 3. 06. 100.